Titre de l'édition allemande : Massagen für Liebende. Mit den Händen Geborgenheit und Lust schenken.

Photos : Foto Design Hesselmann (BFF), München

Traduit de l'allemand par Sabine Rolland

Maquette : Facompo – Lisieux

33, rue Linné
75005 Paris
E-mail : info@leduc-editions.com
ISBN : 978-2-84899-275-4

Christine Baumanns

Massages d'amour

LEDUC.S ÉDITIONS

Sommaire

Se préparer à des instants sensuels

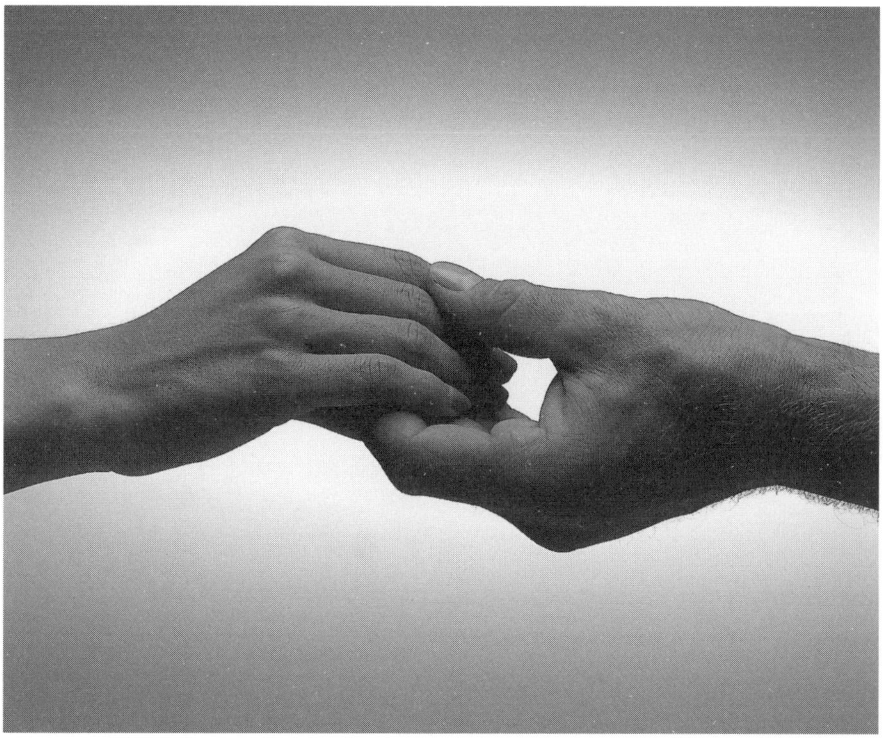

Voyage au royaume des sens

L'envie du contact physique apparaît dès la naissance. Plus nous expérimentons le toucher et les caresses, plus nous y prenons goût et plus notre désir d'être touchés et caressés grandit et s'intensifie. Grâce aux tendres caresses de notre mère, aux frissons, voire au troublant vertige de la découverte de notre propre corps et de ses réactions, aux gestes doux et débordants de curiosité de notre premier amour et, plus tard, aux caresses expertes, vibrantes et bouleversantes d'un(e) partenaire, nous prenons goût au toucher sous toutes ses formes, à un toucher qui éveille et stimule nos sens ou qui nous permet de nous exprimer sans les mots. Car il est parfois difficile de dire avec des mots ce que nous éprouvons. Par le toucher, nous pouvons dire à l'autre « je t'apprécie », « tu me plais », « j'ai envie de toi », « j'ai besoin de toi » ou « je voudrais que tu te sentes bien lorsque tu es avec moi ».

Le massage est l'une des plus belles formes de contact physique que peuvent s'offrir deux êtres humains qui s'aiment. Ce voyage d'exploration à travers le corps, ce délicieux « voyage au royaume des sens », ne procure pas seulement bien-être corporel et plaisir physique. Il montre avant tout la confiance qui unit deux êtres. Une confiance totale. Cette confiance, qui crée une atmosphère de bien-être, est la condition préalable au plaisir véritable.

Masser le corps de l'autre ou s'abandonner à ses mains ne se limite pas à la capacité de donner ou de recevoir du plaisir ; il s'agit aussi, et surtout, de s'ouvrir entièrement, d'être présent à l'intimité, de se laisser aller – bref, de se donner corps et âme.

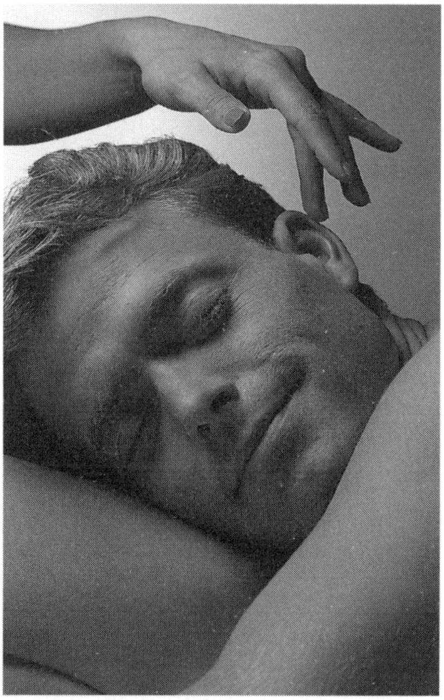

Pourtant, même si nous aspirons à une proximité et à une intimité authentiques, même si nous avons envie de ces contacts physiques, la plupart des « voyages » corporels que nous entreprenons avec notre ou nos partenaire(s) nous laissent sur notre faim ; cette sensualité si délicieuse, si naturelle et si joyeuse dont nous rêvons n'est pas au rendez-vous. Malgré la révolution sexuelle et la liberté des mœurs qu'elle a engendrées, nous restons prisonniers de tabous qui entravent notre capacité à échanger spontanément des caresses. Nos clichés et nos préjugés sur le massage ont pris le pas sur l'attitude naturelle, sans arrière-pensées, que les êtres humains ont, dès la naissance, à l'égard du toucher.

Par l'attitude « naturelle » je veux parler de notre capacité à recevoir et donner des plaisirs sensoriels sans réfléchir plus loin, sans nous demander ce qu'ils vont susciter en nous ou chez notre partenaire. Ou même sans nous dire qu'ils « doivent » aboutir à quelque chose. Encore aujourd'hui, l'appréhension demeure : « Les massages, on sait bien comment ça se termine… » L'homme subit toujours la pression de la performance sexuelle – triste conséquence d'une émancipation mal comprise, où tout doit se terminer au lit – qui l'empêche d'apprécier pleinement les caresses qui lui sont offertes, qui l'oblige à se sentir redevable de quelque chose. Quant à la femme, elle aimerait être massée plus souvent, avec attention et tendresse, mais sans forcément faire l'amour après. Cela dépend de son humeur et de son état physique.

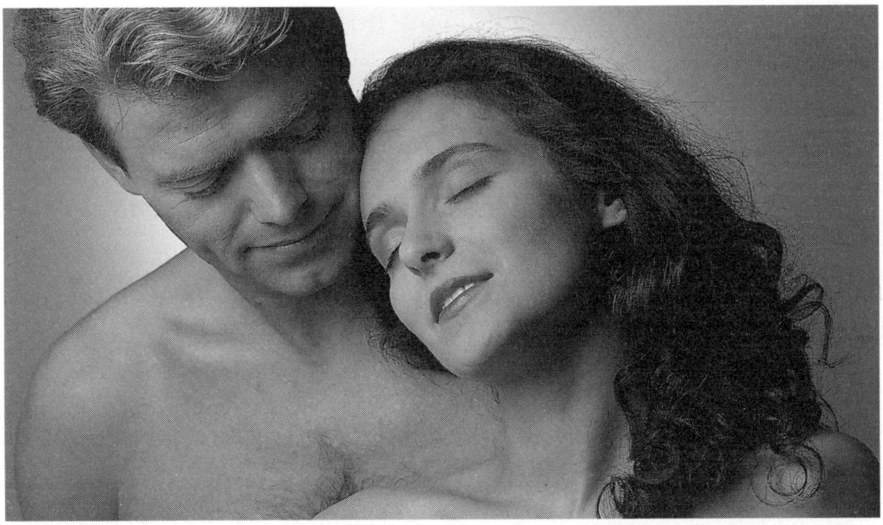

Résultat : de nombreux couples renoncent aux joies du massage parce qu'ils pensent, à tort, que le massage est synonyme de sexe et doit toujours se terminer par un orgasme. Un massage bien-être n'obéit pourtant à aucune règle établie, à aucun objectif prédéterminé, à aucune obligation. Ce qui se passe entre les deux partenaires est une affaire intime qui ne regarde qu'eux.

Certes, un massage bien-être réalisé avec amour peut trouver son aboutissement dans l'acte sexuel ; la tendresse peut éveiller des sensations érotiques très fortes et donner aux partenaires une envie irrépressible de faire l'amour. Mais il peut aussi se terminer par une relaxation profonde, une détente intense et bienfaisante qui dissipe le stress d'une longue journée de travail. Quel bonheur de sentir les mains de notre partenaire soulager notre visage et notre corps de toutes les tensions accumulées… Oui, mais à condition de se laisser aller. Hommes et femmes me disent souvent : « Dans le cadre d'un massage, on est entièrement livré à l'autre, on se sent fragile et vulnérable, on n'a plus le contrôle de la situation. » Être exposé(e), sans défense, devoir s'abandonner à l'autre sans réserve, être entre ses mains, au sens propre comme au sens figuré : voilà une peur profondément ancrée dans notre inconscient. Bien sûr, cette peur est compréhensible : si vous vous êtes déjà adonné(e) aux plaisirs du massage, vous avez peut-être été surpris(e), voire effrayé(e) la première fois de constater la puissance du toucher, de sentir les flots d'énergie et d'émotion libérés en vous par les mains de votre partenaire. Sans doute avez-vous été bouleversé(e) par l'intensité des vagues qui ont parcouru et secoué votre corps. Les hommes, en particulier, sont souvent troublés de découvrir dans leur corps des « terres inconnues », des zones dont ils ignoraient jusque-là la sensibilité ou dont ils (s')interdisaient l'accès. Ils se sentent submergés par la force des sensations inhabituelles qu'ils éprouvent, constatent avec surprise le relâchement grandissant de leurs mécanismes de contrôle et reconnaissent qu'ils doivent apprendre à s'abandonner.

Chaque massage peut représenter une expérience sensorielle entièrement nouvelle. Notre peau, le plus vaste organe qui nous relie au monde extérieur, est constellée de milliers de fibres nerveuses, d'une finesse et d'une sensibilité extrêmes, reliées directement aux « centres du plaisir » de notre cerveau. C'est pourquoi le toucher le plus délicat, par exemple la caresse d'une plume ou l'effleurement des cheveux, déclenche des sensations terriblement intenses qui envoient au cerveau le message que nous désirons tant recevoir : « J'aime te toucher parce que je t'aime. Tu n'es pas seul(e). Je suis là. »

Les touchers aimants avec les mains, les cheveux ou les lèvres peuvent donner chaleur et confiance à une nouvelle relation. Ils peuvent aussi stimuler une relation qui s'étiole, apporter une vigueur, une créativité et un élan nouveaux à une vie de couple qui s'est enfoncée dans la monotonie et la routine. Le massage d'amour donne ou redonne envie de communiquer, de dialoguer au sens le plus large du terme. Et ce qu'il y a de merveilleux avec les massages bien-être, c'est qu'ils sont à la portée de tous les couples prêts à s'adonner aux plaisirs qu'ils procurent. Ne croyez surtout pas que seuls les praticiens sont capables de masser comme il faut. Grâce à votre sensibilité et votre réceptivité, vous allez découvrir très vite dans quelles dispositions physiques, mentales et émotionnelles votre partenaire se trouve et de quelle manière vous pouvez lui procurer du bien-être. Vous devinerez immédiatement s'il(elle) a envie d'un pétrissage vigoureux après une longue journée agitée et stressante ou, au contraire, si un effleurage tout en douceur sur sa peau fine et délicate est susceptible de lui apporter plaisir et détente.

Sentez avec vos mains les types de toucher qui lui font du bien, soyez présent(e) aux sensations de votre propre corps pour être à l'écoute des besoins réels de votre partenaire. Si vous prenez conscience de vos réactions et des siennes, vous ne risquez pas de vous tromper. Un massage sensible et adapté, tourné vers la satisfaction des besoins de l'autre, ne peut jamais faire plus de mal que de bien. Le massage est comme une danse – vous « entrez dans la danse », vous imprimez son rythme à votre partenaire. Les mouvements sont souples, fluides, ludiques. Les crispations et les tensions s'envolent.

Plus vos massages d'amour seront fréquents, mieux vous apprécierez les caresses et plus vos gestes seront naturels et bienfaisants. Les massages renouvelés régulièrement affinent les sensations, aiguisent les plaisirs et améliorent l'harmonie entre les partenaires. Faites confiance à votre corps et à ce qu'il ressent, acceptez-le tel qu'il est. C'est la seule façon de pouvoir aussi procurer plaisir et bien-être à votre partenaire. Une dernière remarque : pour profiter pleinement de ce « voyage au royaume des sens », ne laissez rien ni personne vous déranger. Décrochez le téléphone et éteignez le portable, ne répondez pas si l'on sonne à la porte, ne pensez qu'à vous et votre partenaire. À présent, en route pour votre voyage d'exploration sensorielle…

Le massage et ses règles du jeu

Pour vous mettre tous les deux dans des conditions idéales avant un massage bien-être, prenez un bain ensemble : la chaleur agréable et relaxante de l'eau contribue non seulement à dénouer les tensions et les crispations, mais aussi à instaurer une atmosphère de confiance et de lâcher prise. Vous sentirez combien il est délicieux de s'abandonner… N'hésitez pas à savonner tendrement votre partenaire – il(elle) sera aux anges !

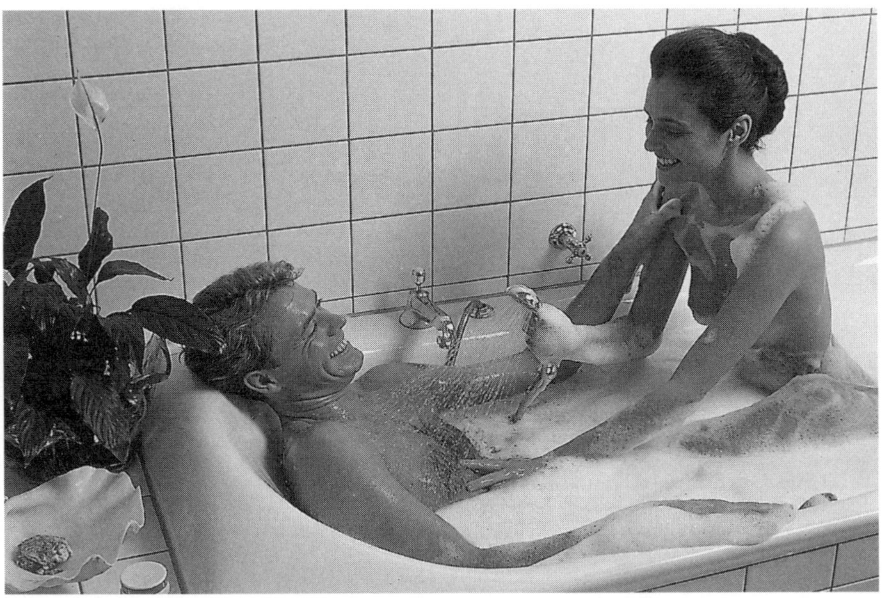

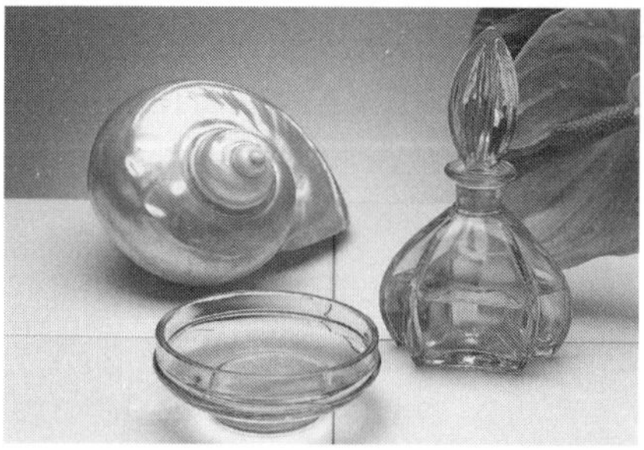

Non seulement vous nettoyez son corps (ce qui est plus agréable pour vous deux après une journée de travail) et renforcez sa confiance intérieure, mais vous l'initiez aux caresses du massage d'amour et lui donnez un avant-goût des délices qui l'attendent. Il(elle) sent qu'il peut avoir confiance dans vos mains et vos gestes. Terminez ce bain par une bonne douche chaude qui éliminera les restes de savon ou de mousse et tout sentiment de gêne qui aurait pu persister jusque-là. Des corps dont on prend soin sont toujours beaux, et la nudité est un gage de plaisir et de bonne humeur.

Si vous voulez que votre séance de massage vous apporte à tous les deux un plaisir complet, préparez tous les « accessoires » que vous appréciez : une huile de massage parfumée ou une crème pour le corps qui pénètre facilement dans la peau, éventuellement une source de chaleur pour amener l'huile à la température du corps, des serviettes, une plume douce, des bâtonnets d'encens ou une bougie parfumée et, si vous aimez les fonds sonores, une musique relaxante.

Laissez libre cours à votre imagination, sans oublier toutefois de demander à votre partenaire quelles sont ses préférences en matière de parfum. Car un massage aux huiles essentielles agit également par l'intermédiaire de l'odorat. Selon l'huile essentielle que vous utilisez, vous allez stimuler l'énergie vitale de votre partenaire, le revigorer ou, au contraire, favoriser sa détente, son sentiment d'harmonie et d'équilibre intérieurs.

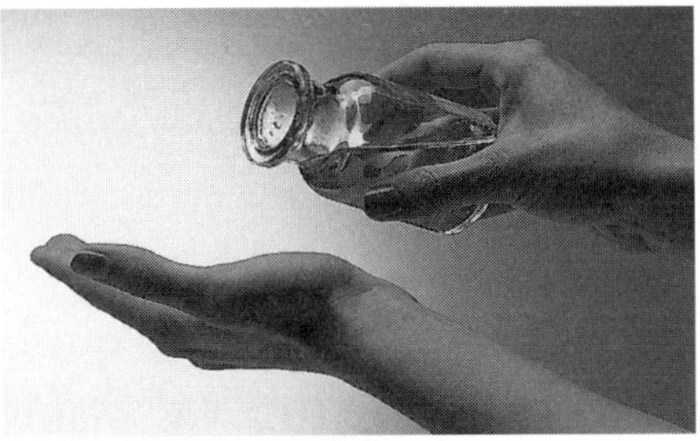

L'aromathérapie, aujourd'hui largement répandue et employée avec succès pour harmoniser l'être intérieur et supprimer les tensions corporelles, renforce l'efficacité du massage : les huiles essentielles pénètrent dans la peau et leur parfum exerce une influence bénéfique sur le psychisme. Une huile de massage à la fleur d'oranger, à la lavande ou à la mélisse procure une relaxation parfaite, tandis qu'une huile au romarin et au citron réveille tous les sens. Vous pouvez aussi surprendre votre partenaire en le(la) massant avec une huile neutre, par exemple d'amande douce, à laquelle vous aurez ajouté quelques gouttes de son parfum préféré. Ainsi, vous serez sûr(e) de ne pas vous tromper ! La température ambiante est également très importante. Votre partenaire et vous devez avoir suffisamment chaud, la chair de poule n'étant guère propice à la détente. Si votre partenaire a froid, même le massage le plus aimant n'aura aucun effet positif. Vous pouvez le(la) masser sur un grand canapé, sur le lit ou par terre. Si vous optez pour le massage au sol, ce qui est un très bon choix, étendez une grande serviette de bain, moelleuse et de sa couleur préférée, sur laquelle il(elle) pourra s'allonger. Ainsi, vous pourrez facilement tourner autour de votre partenaire et le(la) masser à genoux, accroupi(e) ou assis(e).

N'oubliez pas l'éclairage ! Plus la lumière sera tamisée, plus vous serez capable d'apprécier pleinement le contact de vos peaux, de vous concentrer sur chaque centimètre carré de sa peau si c'est vous qui massez ou sur la sensation de ses mains sur votre peau si c'est vous qui êtes massé(e). Même si votre partenaire garde les yeux fermés, vous lui transmettrez votre propre ressenti par l'intermédiaire de vos mains.

Pour que le plaisir soit parfait, pensez à mettre une musique que vous aimez tous les deux en fond sonore. Mais, quelle qu'elle soit, elle ne doit pas vous faire oublier que c'est votre partenaire et vous qui êtes le centre d'intérêt, qui occupez tout l'espace de la pièce. À cet instant, rien n'est plus important sur Terre que votre partenaire, vous et le plaisir que vous partagez. Gardez cela à l'esprit et faites tout pour pouvoir donner et recevoir ce bien-être avec un maximum de sérénité. Je le répète : votre imagination et votre créativité n'ont pas de limites ; autorisez-vous tout ce qui vous fait plaisir à tous les deux, découvrez ensemble les rituels qui vous procurent les impressions et les sensations les plus agréables. Tout ce que vous faites doit venir du cœur. Si c'est vous qui massez, essayez de vous mettre à la place de votre partenaire pour répondre du mieux possible à ses attentes.

Le langage du toucher

Mais savez-vous au juste tout ce que vous pouvez faire avec vos mains ? Je veux dire, savez-vous vraiment quel pouvoir elles ont – à condition, bien sûr, de les utiliser comme il faut ? Découvrez ou redécouvrez votre sensibilité aux multiples formes de toucher corporel et le plaisir du contact de la peau, un plaisir que les enfants éprouvent naturellement. Faites de ce massage d'amour une célébration particulière, une fête à deux qui rapproche vos corps et vos âmes. D'abord, décidez ensemble si vous allez être celui(celle) qui donne ou qui reçoit. Il est préférable d'inverser les rôles régulièrement pour que les deux partenaires profitent des deux expériences différentes – celle de masser et celle d'être massé.

Si, ce jour-là, vous êtes celui(celle) qui reçoit, n'ayez qu'une seule pensée : faire le vide dans votre tête, « décrocher », vous abandonner et, surtout, être prêt(e) à accepter les émotions intenses que cette séance de massage ne manquera pas de provoquer en vous. Commencez par vous accorder personnellement un grand plaisir : celui de vous laisser aller entre les mains de votre partenaire, de vous offrir à lui(elle) ; le plaisir de l'abandon est une condition préalable à la réussite du massage d'amour. Lorsque vous vous abandonnez aux mains de votre partenaire, montrez-lui que vous lui faites entièrement confiance – un sentiment particulièrement précieux dans une relation intime. Et que vous le(la) savez pleinement capable de vous procurer plaisir et détente en manipulant votre corps à la perfection…

Si, ce jour-là, vous êtes celui(celle) qui donne, n'ayez qu'une seule idée en tête : apporter un maximum de bien-être à votre partenaire. Concentrez-vous sur lui(elle), sur son corps et sur ses besoins. Plus votre esprit sera focalisé sur lui(elle) et lui(elle) seul(e), plus vous sentirez rapidement ce qui lui fait du bien, ce qu'il(elle) apprécie tout particulièrement. Mais vous décèlerez également ses points faibles et les endroits où la circulation de l'énergie est interrompue, probablement en raison de blocages dont il(elle) ne vous a encore jamais parlé. Parce qu'il(elle) ne voulait pas en parler. Ou parce qu'il(elle) n'en avait pas pris conscience. Jusqu'à cet instant…

Si vous vous apercevez que vous vous laissez distraire par toutes sortes de pensées, des contrariétés, des problèmes non résolus ou de simples préoccupations quotidiennes, laissez ces pensées vous traverser l'esprit, puis repartir comme elles sont venues, et essayez de vous concentrer à nouveau sur l'instant présent. Tranquillisez-vous et focalisez votre attention sur votre respiration. En effet, une respiration consciente et régulière libère vos énergies bloquées et permet à l'ensemble de votre corps de baigner dans une douce chaleur. En écoutant votre souffle, en sentant votre ventre se gonfler et se vider d'air, vous oubliez rapidement le stress et l'agitation et vous vous concentrez plus facilement sur quelque chose de beau et de positif : le massage d'amour…

Si vous êtes en colère avant d'aborder cette séance de massage, inutile d'aller plus loin. Il est préférable d'attendre un moment plus favorable. Même si c'est une colère froide que vous ne voulez pas montrer à votre partenaire. Les sentiments négatifs que l'on porte en soi déteignent sur l'autre, qu'on le veuille ou non, et risquent de gâcher complètement le massage. Alors soyez honnête et parlez-en à votre partenaire. Ce n'est que partie remise !

Outre l'harmonie intérieure et la sérénité, vos mains ont également une importance primordiale. Elles doivent, avant tout, être chaudes, souples et détendues. Ce n'est pas toujours facile, car la plupart d'entre nous ont une tension permanente dans les mains. Avant le massage, je vous conseille donc de les tremper quelques instants dans l'eau chaude et/ou de les enduire de crème ou d'huile de massage pour qu'elles soient bien irriguées, douces et chaudes. Lorsque vous massez votre partenaire, veillez à ce que vos mains suivent fidèlement les contours de son corps, épousent ses collines et ses plaines, ses ondulations, ses reliefs et ses dénivelés délicieux, et ne perdent jamais le contact avec sa peau. Imaginez un fleuve qui coule et explore sur son passage un paysage varié et sans cesse changeant de creux, de bosses, d'arêtes et de surfaces planes.

Laissez-vous guider par vos propres sensations pour moduler l'intensité de la pression et la vitesse des mouvements. Par les manifestations verbales de votre partenaire, vous saurez très vite si votre réceptivité est bonne et si vous pouvez vous fier à vos sensations. « Ah ! c'est bon ! » ou « Ah, ça fait du bien ! » sont sans nul doute les preuves les plus convaincantes de votre talent et le signal que vous pouvez continuer. Mais même si votre partenaire ne dit rien, vous sentirez immédiatement dans vos mains si vos gestes lui sont agréables, surtout si vous le(la) connaissez bien.

Sachez que pour procurer plaisir et bien-être à votre partenaire, vous n'avez besoin de rien d'autre que de vos mains – des mains réceptives, chaudes et détendues, guidées par un esprit serein et le désir profond de satisfaire les attentes de l'autre ; vous devez également être prêt(e) à accepter certaines réactions ou émotions – les siennes comme les vôtres. Vous trouverez dans les pages qui suivent un petit aperçu des techniques de massage les plus appréciées.

Les différentes techniques de massage

Le massage classique

Le massage classique, appelé aussi massage suédois, est principalement à visée thérapeutique. Pratiqué par des professionnels, il suppose la connaissance de certaines règles et techniques de massage – une condition préalable à son efficacité dans le traitement de troubles ou pathologies spécifiques.

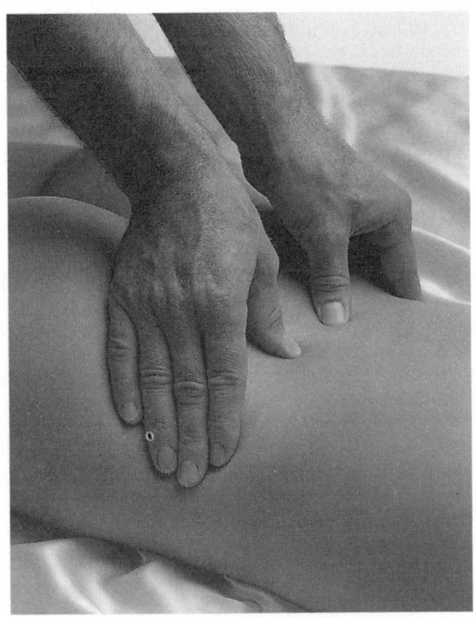

L'effleurage (pression glissée superficielle), où les mains effectuent un simple glissement de contact, doux et fluide, sans intensité de pression, prépare le corps et la peau à l'action du massage en stimulant, par des mouvements lents et enveloppants, l'irrigation sanguine de l'épiderme. Il est suivi du pétrissage, un massage vigoureux destiné à décontracter les masses musculaires en les soulevant et en les malaxant fortement entre le pouce et les autres doigts. La friction, effectuée avec la pulpe des pouces, consiste en de petits mouvements profonds et circulaires destinés à localiser et dissoudre des structures indurées tels les nodules et les myogéloses (voir photo page 25). Quant au tapotement, réalisé avec le tranchant de la main ou la pulpe des doigts, il stimule la vascularisation de la muscuslature profonde.

Le massage classique permet de traiter efficacement les troubles circulatoires, notamment les stases de la circulation sanguine, ou les tensions musculaires chroniques, souvent douloureuses. Utilisé au quotidien comme outil de détente, il est idéal pour effacer les traces d'une longue journée de travail sur le corps et le visage. Il contribue à relâcher les muscles, à supprimer le stress et à revitaliser l'organisme. En stimulant la circulation sanguine, il rosit la peau et améliore considérablement son aspect – un coup d'œil dans le miroir et vous n'en reviendrez pas d'avoir une peau aussi fraîche et rayonnante ! La détente et une bonne irrigation sanguine sont les clés de la beauté.

Certains éléments du massage classique peuvent être intégrés au massage érotique : l'ensemble du corps peut être caressé avec des mouvements amples et fermes des paumes de main dans le cadre d'un effleurage assez appuyé (pression glissée profonde) et, plus spécifiquement, les tissus indurés peuvent être assouplis par un pétrissage doux. Le pétrissage classique implique généralement des gestes énergiques, mais dans le contexte qui est le nôtre ici, celui(celle) qui se fait masser ne doit ressentir aucune douleur. Si votre partenaire éprouve une douleur quelconque, atténuez l'intensité de vos mouvements.

Le drainage lymphatique

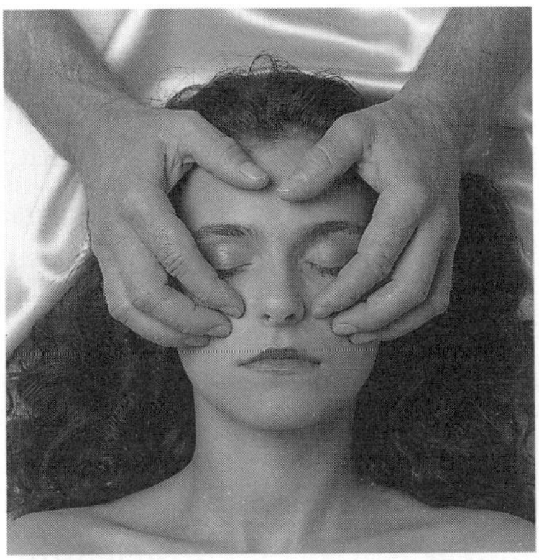

Cette technique de massage est essentiellement à visée thérapeutique. Des mouvements légers et circulaires le long des vaisseaux lymphatiques ou une pression légère exercée de façon rythmée sur les nœuds lymphatiques permettent de stimuler la circulation lymphatique, c'est-à-dire de remettre en mouvement et de rediriger la lymphe qui stagnait dans les tissus. Par exemple, le drainage lymphatique atténue les gonflements autour des yeux ou dans les membres inférieurs. Il se révèle aussi très efficace dans le traitement de la cellulite, la « bête noire » de nombreuses femmes. Enfin, il soulage les migraines et d'autres névralgies qui sont souvent la conséquence d'une mauvaise circulation de la lymphe. Cette technique étant très douce et sans douleur, elle apporte, outre ses vertus thérapeutiques, une détente et un bien-être profonds.

Le massage du tissu conjonctif

Dans ce massage, mieux connu sous le sigle allemand BGM (Bindegewebsmassage), il s'agit d'exécuter lentement, du bout des doigts (ni avec l'ongle, blessant et douloureux, ni avec la pulpe, trop souple), des traits tirés, longs ou courts, pour étirer le tissu conjonctif. Le but est de « décoller » les tissus afin qu'ils retrouvent leur souplesse. Le massage du tissu conjonctif agit à distance sur des organes internes affaiblis.

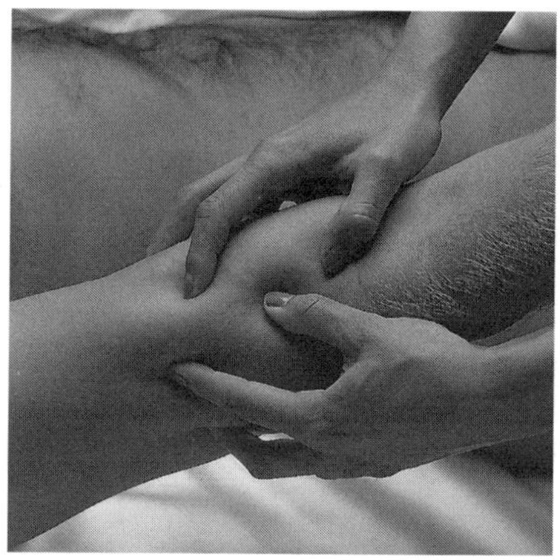

Les médecins ont établi une « cartographie » qui révèle la correspondance entre certaines zones du tissu conjonctif et certains organes. Le massage du tissu conjonctif n'est pas aussi doux que le drainage lymphatique et peut provoquer des douleurs – mais ces douleurs montrent que le praticien travaille au bon endroit pour traiter à distance les organes affectés.

La réflexologie plantaire

La réflexologie plantaire a un point commun avec le massage du tissu conjonctif : elle établit un lien étroit entre le pied et les organes du corps. Issue de la médecine traditionnelle chinoise et vulgarisée en Occident par la physiothérapeute américaine Eunice Ingham, la réflexologie plantaire soulage à merveille les tensions du dos, les maux de tête et les états dépressifs.

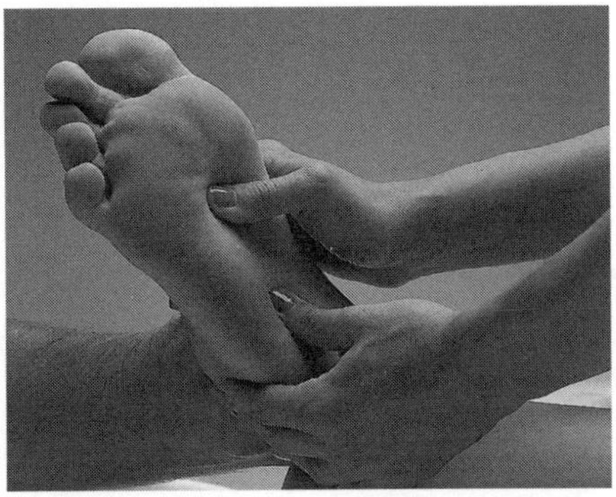

Elle repose sur un principe simple : à chaque partie du corps et à chaque fonction de l'organisme correspond un endroit précis de la plante du pied, un point de pression appelé « zone réflexe ». Une stimulation de ces points de pression ou de zones entières à l'aide d'une technique de massage spécifique permet d'agir sur la circulation des énergies et de dynamiser ou d'apaiser les parties du corps correspondantes.

Le rolfing

Cette technique de manipulation profonde qui doit son nom à Ida Rolf, la célèbre physiothérapeute américaine, agit aussi efficacement sur les tensions physiques que psychiques. Les muscles, les tendons, les ligaments et les tissus conjonctifs sont massés en profondeur par un ensemble de gestes spécifiques. Le patient subit une stimulation proche de l'excitation et éprouve des émotions fortes – une expérience qui peut être assez douloureuse.

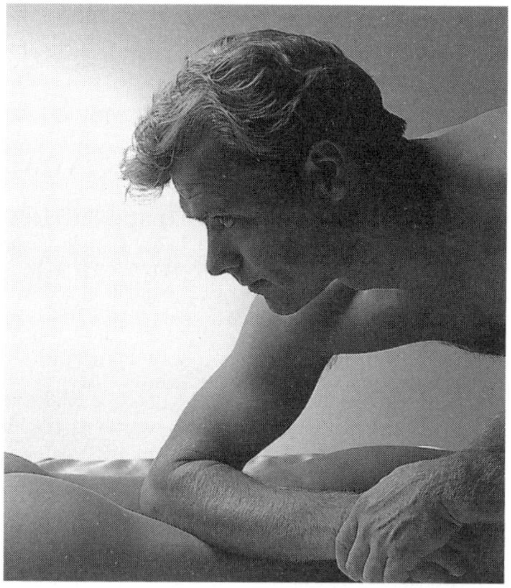

Plus que toute autre forme de massage, le rolfing agit puissamment sur le corps et le psychisme. Le massage d'une induration musculaire peut provoquer, non seulement une douleur musculaire, mais aussi une souffrance psychique. Des souvenirs d'enfance douloureux, consciemment repoussés mais « gravés » dans le corps sous forme de tensions musculaires chroniques, peuvent même remonter à la surface.

Une posture incorrecte ou des douleurs dorsales chroniques sont généralement révélatrices d'un « fardeau » psychologique que nous portons en nous au quotidien. Le rolfing permet de raviver cette souffrance émotionnelle pour mieux la dissiper.

Le shiatsu

Dans ce massage d'origine japonaise, la pulpe des pouces est l'outil de travail du masseur. Pourquoi ? Parce que les tsubos sont des points vitaux situés dans des zones creuses qui ont la taille d'un pouce. Le shiatsu repose sur le principe suivant : le corps humain est parcouru de canaux énergétiques, les voies de circulation de l'énergie vitale, qu'on appelle les méridiens. Si la circulation de l'énergie à travers ces méridiens est ralentie, voire bloquée, ou au contraire trop rapide, il s'ensuit un déséquilibre qui peut être à l'origine de douleurs, de tensions musculaires ou d'une perte de vitalité.

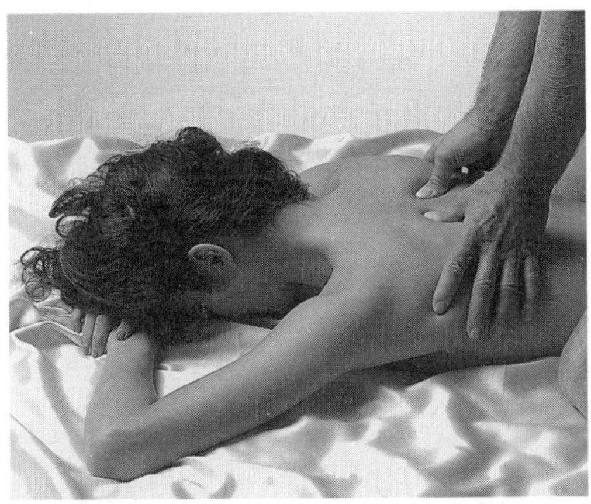

Les techniques de pression, de friction, de tapotement et de percussion les plus variées appliquées le long des méridiens et/ou sur des points de pression spécifiques contribuent à rééquilibrer la circulation de l'énergie. La bonne pression exercée sur certains points vitaux du corps peut ainsi supprimer les blocages énergétiques, ce qui n'est souvent pas totalement indolore, mais donne des résultats extrêmement positifs.

Le massage bien-être : libre et personnalisé

Tout est prêt : une lumière douce, un fond sonore agréable et des mains chaudes, souples et réceptives. Ici, il ne s'agit pas d'un massage que seuls les professionnels peuvent exercer et dont la maîtrise réclame des années de pratique. Il s'agit uniquement d'utiliser votre sensibilité et d'avoir un profond désir de faire du bien à votre partenaire. D'avoir envie de communiquer avec lui(elle) autrement que par les mots. Car le massage est un langage sans mots, un échange d'énergies qui engage tous les sens. Les seuls « outils » à posséder pour apporter à son partenaire un bien-être psychique et corporel sont l'ouverture et la réceptivité.

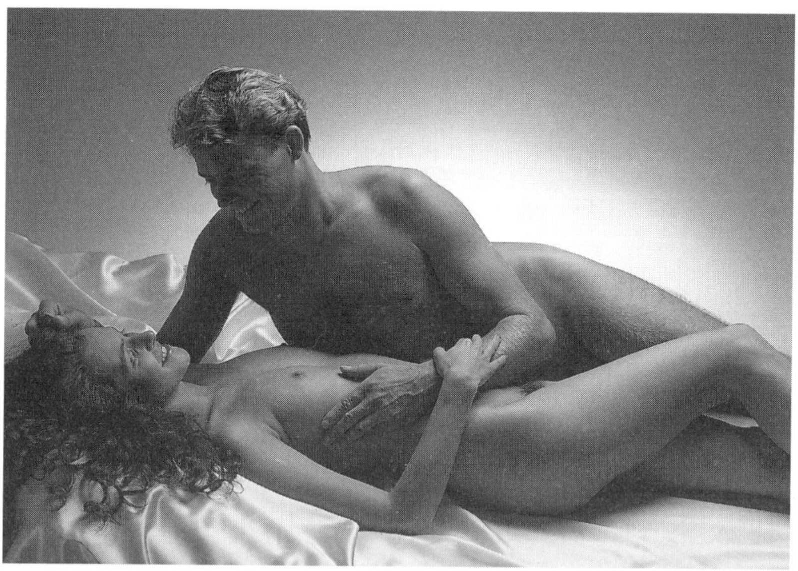

Laissez glisser vos mains sur la peau de votre partenaire, dans un mouvement fluide et régulier, sans jamais perdre le contact avec la surface à masser. Enveloppez-le(la) de parfums délicieux qui lui procurent détente et bien-être.

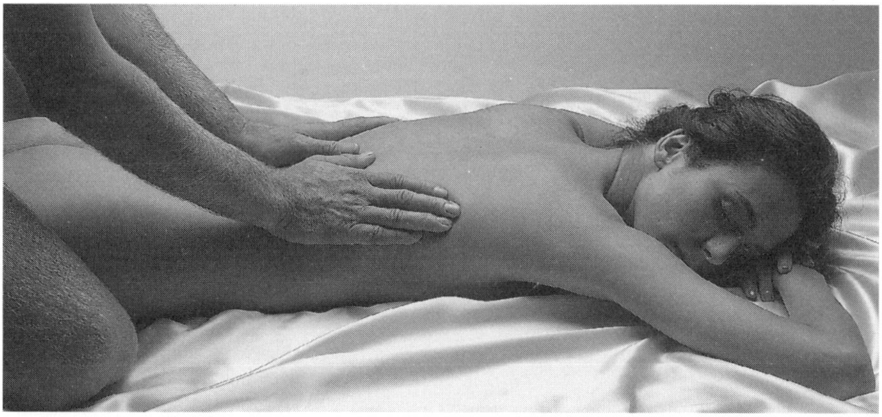

Effleurage superficiel

Toutes les techniques, reconnues et/ou improvisées, sont permises pour un massage sensuel qui n'est possible qu'entre deux êtres qui veulent se donner du plaisir et détendre leur esprit : l'effleurage (superficiel ou profond), le tapotement, le pétrissage, la friction, la percussion, la vibration, le frottement, les caresses spontanées, les doigts qui vagabondent au gré du paysage corporel…

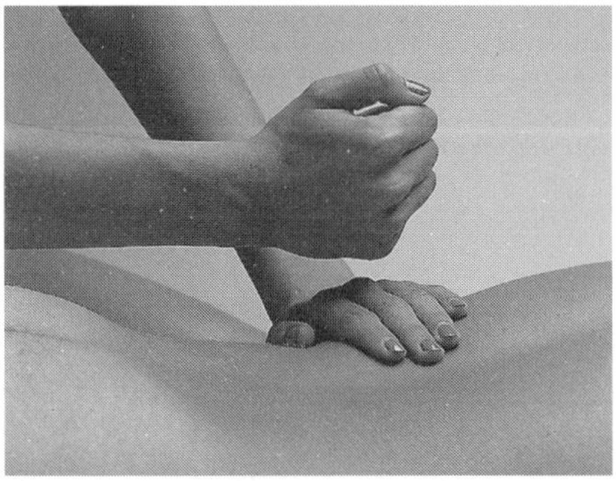

Tapotement

Essayez les touchers à fleur de peau avec une plume, vos cheveux ou tout autre objet de contact agréable. Expérimentez les caresses douces comme de la soie en faisant glisser vos paumes à plat ou le bout de vos doigts sur sa peau, mais aussi les pressions énergiques et les percussions qui font vibrer les muscles : l'essentiel est de découvrir ce qui fait plaisir à votre partenaire – selon son humeur et son état physique. Et si vous savez que vous lui faites plaisir, vous aurez vous-même plaisir à le(la) masser.

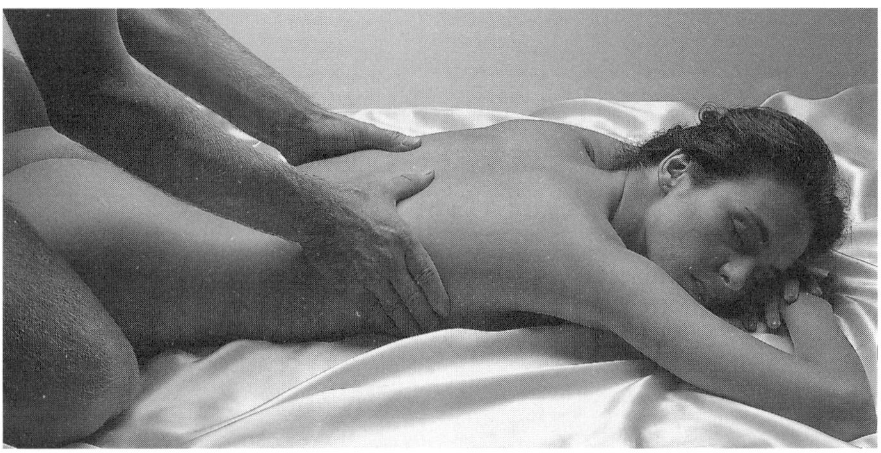

Effleurage profond

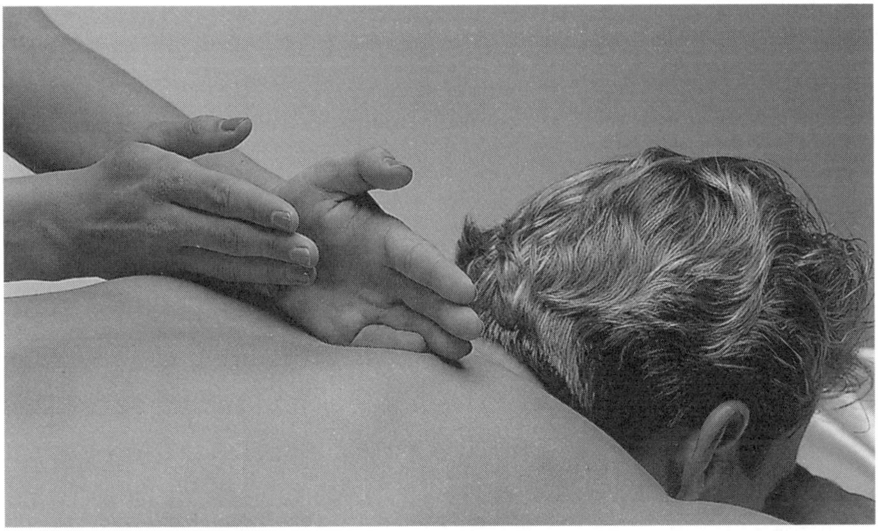

Frottement

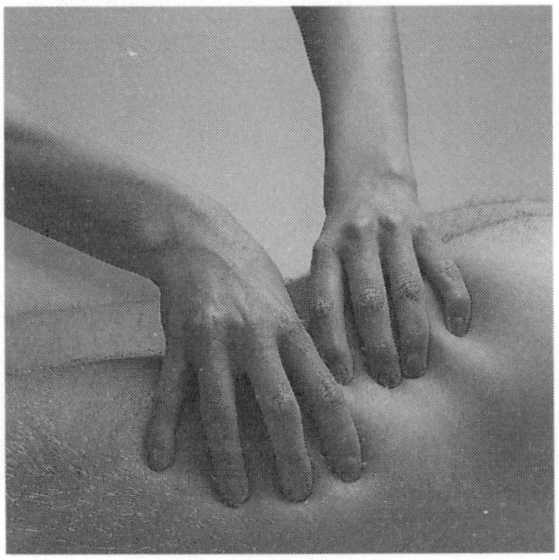

Pétrissage

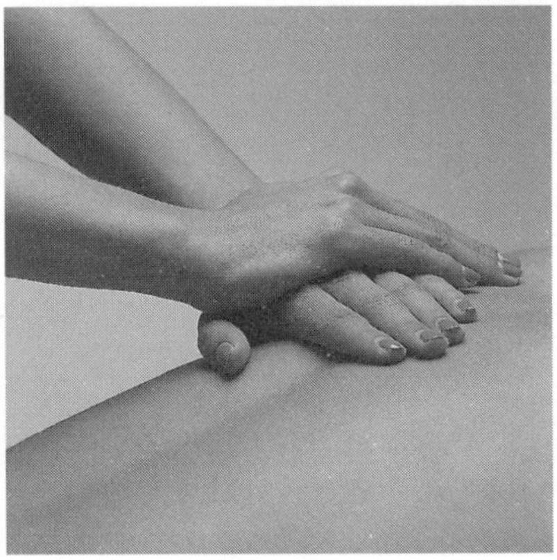

Friction

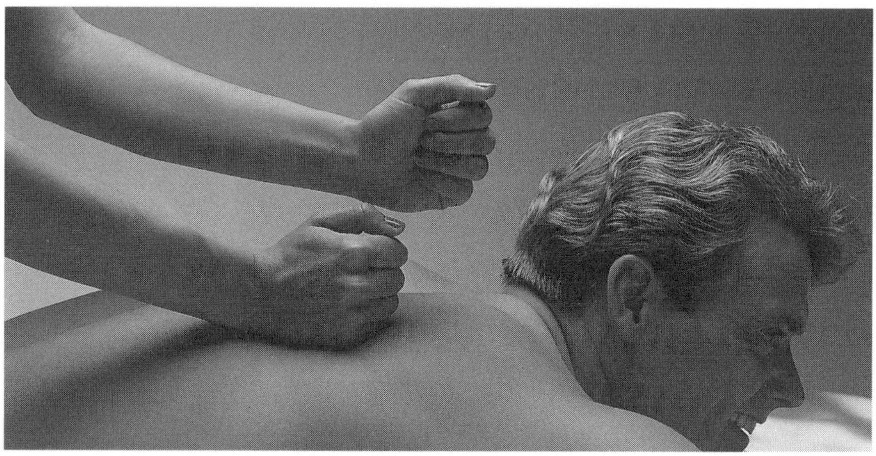

Percussion

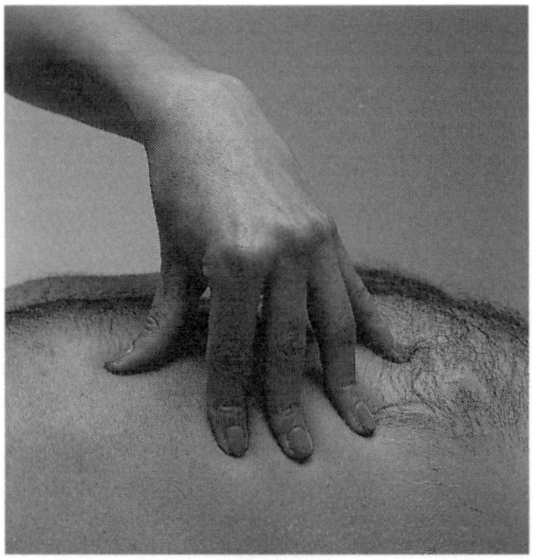

Vibration

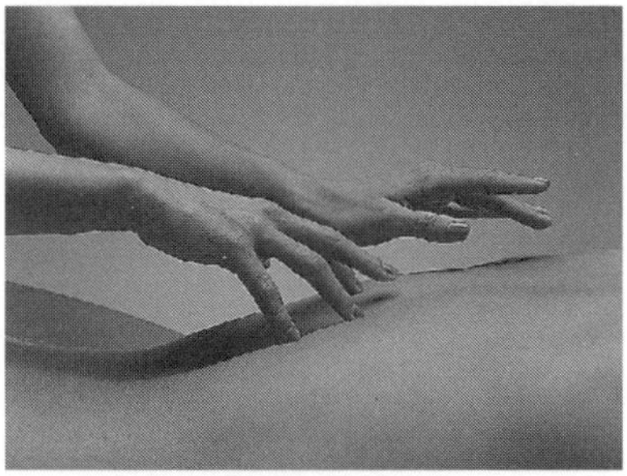

Les « doigts baladeurs »

L'éveil des sens : de la plante des pieds au sommet de la tête

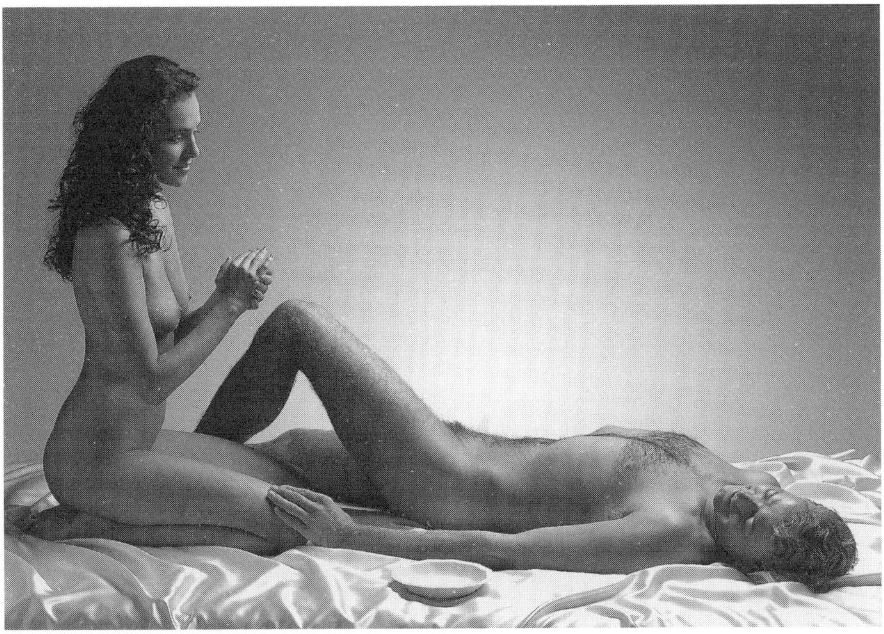

Le massage des pieds : des sensations délicieuses

Dans notre civilisation occidentale, les pieds sont, semble-t-il, les grands oubliés de notre corps. En effet, aucune autre partie ne bénéficie d'aussi peu d'attention et de soins, que ce soit par ignorance ou fausse pudeur. Pourtant, ce sont eux qui supportent quotidiennement la tâche la plus ingrate : celle de soutenir tout le poids de notre corps, même si nous ne sommes pas en surpoids. Et leur bonne santé est vitale. D'ailleurs, ne dit-on pas que la santé commence par les pieds ? Lorsqu'ils vont mal, chaque pas est un supplice. Comprimés pendant des heures dans des chaussures trop étroites, ils souffrent. Si vos plantes de pieds « chauffent », si vous ressentez des brûlures et des élancements, c'est parce que vos pieds meurtris ont besoin à tout prix de respirer et de se détendre. Vos orteils, aussi serrés que des sardines dans une boîte, ne sont plus correctement irrigués, d'où leur pâleur, et des points de pression extrêmement douloureux risquent de se former entre vos doigts de pieds.

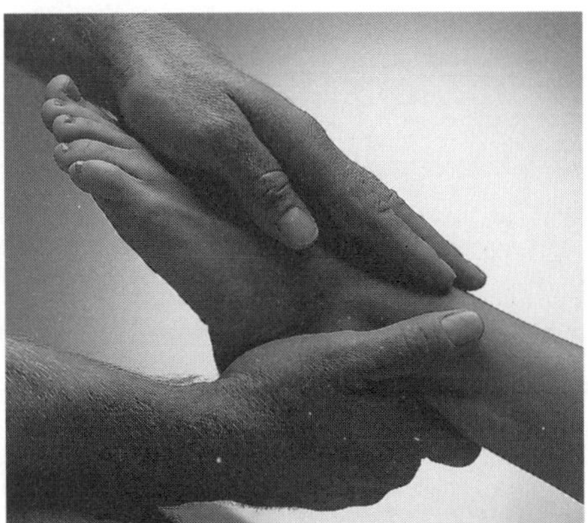

Arrivés à ce stade, vos pieds n'ont alors plus qu'un seul désir : que vous preniez soin d'eux, que vous les manipuliez pour les décontracter et rétablir la circulation sanguine. Bref, que vous les chouchoutiez avec amour.

Les massages d'amour n'obéissent à aucun ordre préétabli, les différentes parties du corps pouvant être massées selon un « enchaînement libre ». Toutefois, si vous vous rendez compte à quel point vos pieds sont sollicités au quotidien, vous commencerez toujours par masser les pieds de votre partenaire. Car le bien-être et la détente qui, à partir des pieds, se diffusent à l'ensemble du corps, la chaleur agréable qui monte pour envahir progressivement tout l'être, mettent votre partenaire dans des conditions physiques et psychologiques idéales pour ressentir les bienfaits de votre massage.

L'état de nos pieds ne reflète pas seulement notre rapport à la réalité, mais aussi nos blessures, ce à quoi nous résistons, ce que nous refusons de laisser venir à nous. Vous n'avez sans doute jamais pensé que les pieds pouvaient en dire aussi long sur la vie intérieure d'un individu, sur sa vulnérabilité. C'est pourquoi vous devez manipuler les pieds de votre partenaire avec tendresse et délicatesse.

Le pied est une partie du corps particulièrement sensible et qui a besoin d'être régulièrement détendue. Il n'est pas seulement constitué de peau et d'os, mais aussi d'innombrables terminaisons nerveuses. Il est, en quelque sorte, un modèle réduit du corps : chaque muscle, chaque glande, chaque organe trouve sa correspondance dans le pied. Lorsque vous massez les pieds de votre partenaire, vous massez l'ensemble de son corps.

Par conséquent, il n'y a rien d'étonnant à ce que vos massages profitent non seulement à ses pieds, mais à son corps tout entier. Rien qu'en observant son visage, vous constaterez l'effet bénéfique de vos caresses et autres manipulations. Le massage des pieds relaxe, apaise et fait rayonner l'individu.

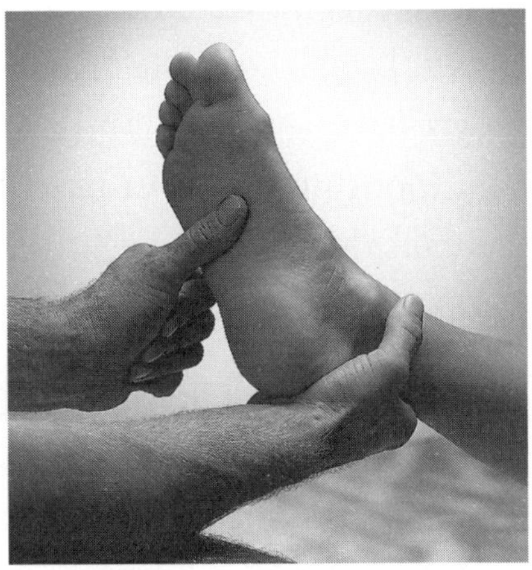

Prenez le pied de votre partenaire dans votre main gauche – si vous êtes gaucher ou gauchère, saisissez-le dans votre main droite. Massez-lui la plante du pied avec la main droite – ou gauche – en décrivant de petits mouvements circulaires. Vous pouvez effectuer ce massage avec le pouce ou la paume de la main (voir ci-contre). Évitez d'exercer une pression trop forte, car votre partenaire n'est peut-être pas habitué(e) à sentir ses pieds manipulés avec autant d'intensité ; si c'est le cas, il(elle) risque d'éprouver un certain malaise, voire des sensations douloureuses. Pensez toujours aux nombreuses terminaisons nerveuses que vous êtes en train de toucher et de stimuler. Mais vos massages ne doivent pas non plus être trop doux, car ils ne produiraient pas l'effet escompté, à savoir une amélioration de la circulation sanguine et une diffusion progressive de chaleur.

Lorsque vous prenez le temps de masser les pieds de votre partenaire en prélude à un massage plus étendu, il est important que vous soyez vous-même totalement détendu(e). Si vous le(la) massez au sol, vous pouvez vous asseoir en tailleur à ses pieds et poser son pied sur vos jambes ou sur un coussin épais de façon à ce qu'il se trouve directement à hauteur de vos mains. Vous pouvez aussi vous accroupir, si vous supportez cette position. Ne lésinez pas sur la crème ou l'huile de massage de votre choix : plus vos doigts glisseront facilement sur les pieds de votre partenaire, plus le contact sera agréable, pour lui(elle) comme pour vous.

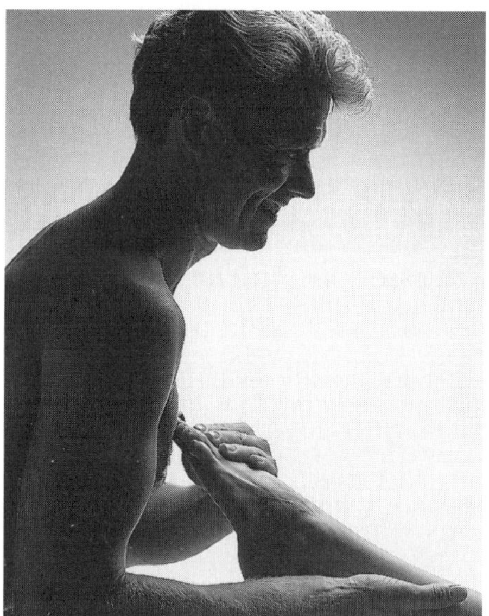

À présent, pétrissez et pressez – toujours avec une pression modérée – l'ensemble de sa plante de pied jusqu'à ce que vous la sentiez bien chaude sous vos doigts (voir photo ci-contre). La plante et le talon doivent faire l'objet d'une attention particulière, car ce sont eux qui supportent l'essentiel du poids du corps.

Pour terminer le massage de la face inférieure du pied, pratiquez un effleurage doux depuis le talon jusqu'à l'extrémité des orteils (voir photo ci-contre). Les dernières tensions seront ainsi dissipées.

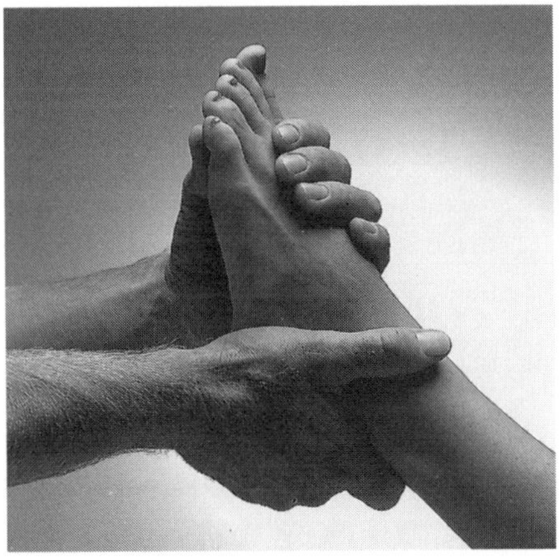

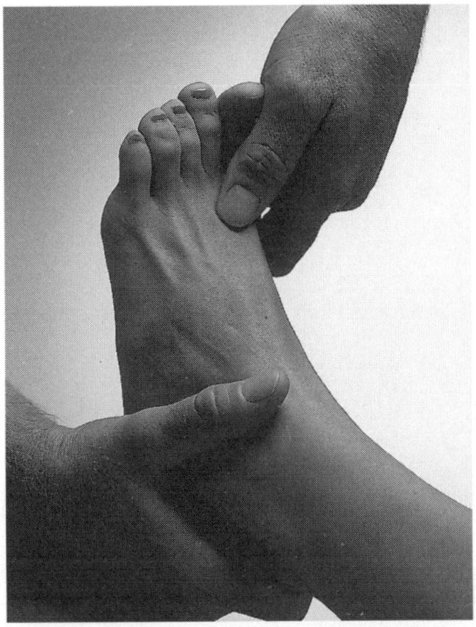

Passez maintenant au massage du cou-de-pied, la partie antérieure et supérieure du pied. Dans un mouvement lent de va-et-vient, effleurez, pétrissez et pressez toute la partie située entre les orteils et la cheville (voir page suivante). Accordez une attention particulière à l'assouplissement de la cheville : si vous la massez comme il faut, elle permettra l'exécution aisée de mouvements de flexion, d'extension et de rotation du pied. Avec l'extrémité de votre pouce, effleurez les tendons qui relient chaque orteil au cou-de-pied (voir photo ci-dessus).

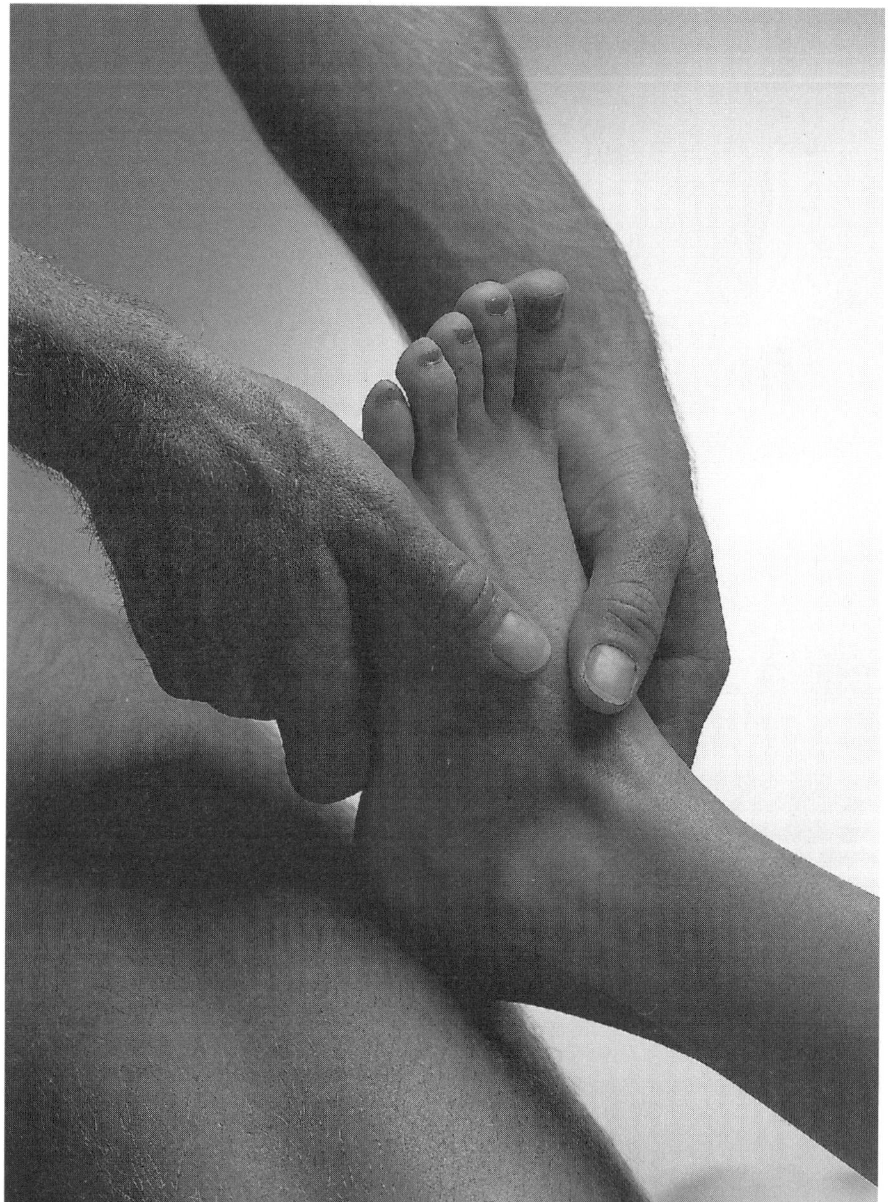

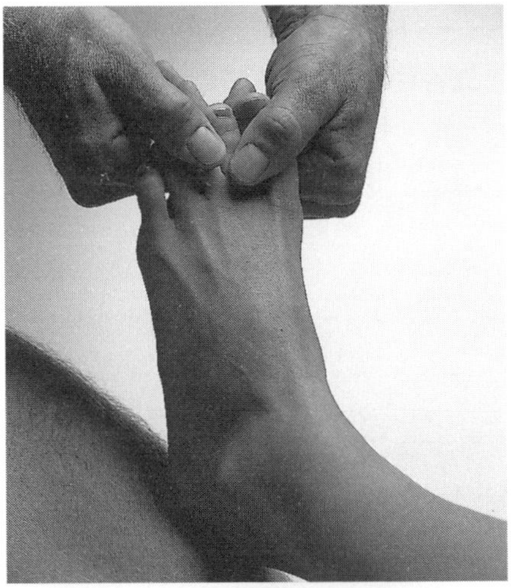

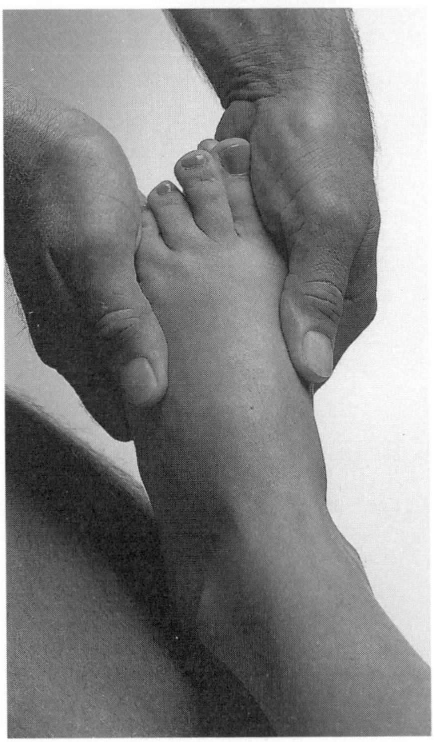

Un doux pétrissage au niveau de la naissance des orteils procure un bien-être particulier (voir photo ci-contre).

À présent, saisissez l'ensemble du pied de votre partenaire dans vos deux mains, les paumes enveloppant les deux côtés du pied et les extrémités des doigts se rencontrant au milieu de la plante. Pétrissez bien l'ensemble du pied puis, avec vos paumes, effleurez le cou-de-pied du centre vers les bords (voir photo ci-contre).

Cet effleurage, qui agit comme un étirement en douceur, se révèle particulièrement efficace pour soulager les crampes et les contractures au niveau du pied ou de la cheville. Et ici comme sur les autres parties du corps, il est important de faire glisser vos mains sur la peau sans jamais perdre le contact avec la surface à

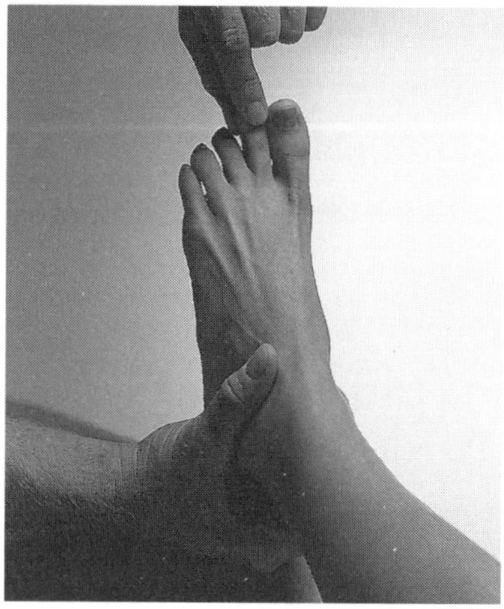

masser. Si vous modifiez la position de vos mains ou le type de massage que vous effectuez, vous devez le faire doucement et en rythme.

Occupez-vous maintenant des orteils. À condition que votre partenaire ne soit pas chatouilleux(se), le massage de ses doigts de pied lui procurera un immense bien-être. Commencez par tirer avec précaution ses orteils l'un après l'autre (voir photo ci-dessus), puis écartez-les et imprimez-leur un mouvement circulaire lent. Avec le bout de vos doigts, massez ensuite les deux côtés de chaque orteil dans un mouvement vertical de va-et-vient. À présent, fléchissez et étirez doucement chaque orteil (comme une manette que vous tirez et poussez). Enfin, saisissez d'une main l'ensemble des orteils du pied de votre partenaire et

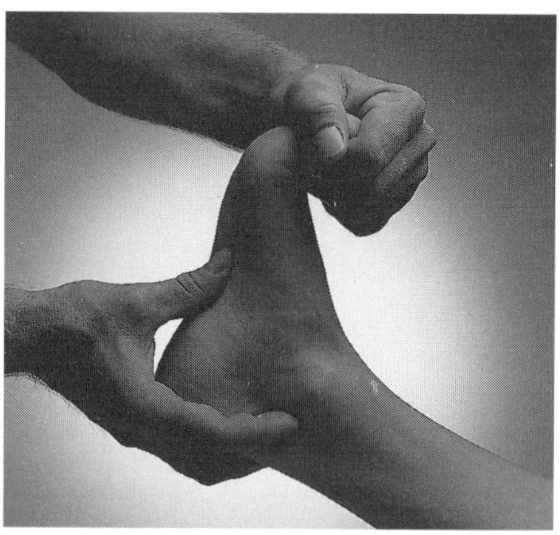

procédez à des flexions et des extensions. Le pouce de l'autre main sert de support à cet exercice d'assouplissement (voir photos ci-contre et en haut de la page suivante).

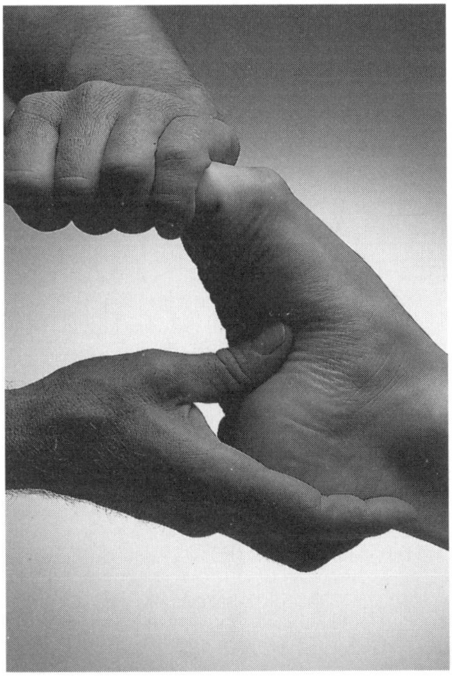

Le pied de votre partenaire est maintenant suffisamment détendu et assoupli pour effectuer des rotations. D'une main, soutenez sa jambe juste au-dessus de sa cheville, et de l'autre faites tourner l'ensemble de son pied – l'amplitude du mouvement dépendant, bien sûr, de la souplesse de l'articulation (voir photo ci-dessous).

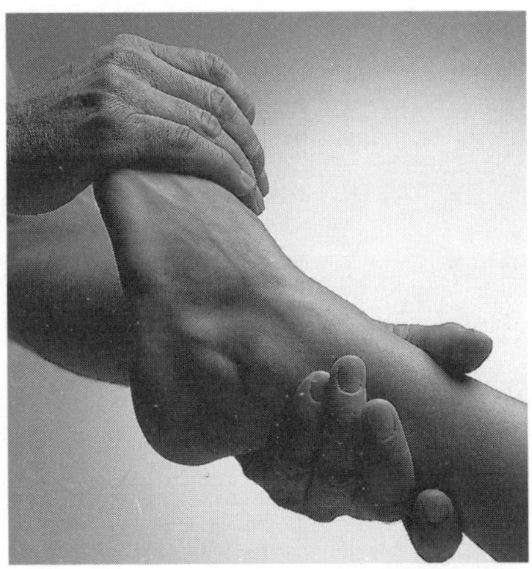

Si vous sentez que son pied offre une résistance et se contracte, c'est signe que vous êtes allé(e) trop loin. Réduisez l'amplitude de vos mouvements circulaires pour éviter de solliciter exagérément les tendons et les ligaments. Comme vous le verrez dans les pages qui suivent, les massages d'amour se terminent quasiment tous à l'identique, quelle que soit la partie du corps mobilisée : vous saisissez la partie massée – ici le pied – entre vos paumes (voir photo ci-dessous) pour laisser la chaleur de vos mains se répandre dans le corps de votre partenaire et permettre l'échange de vos énergies en circulation. Tout se passe dans un calme absolu et dans la relaxation la plus totale. L'amour circule entre vous deux… Mais n'oubliez pas de masser l'autre pied de l'être aimé !

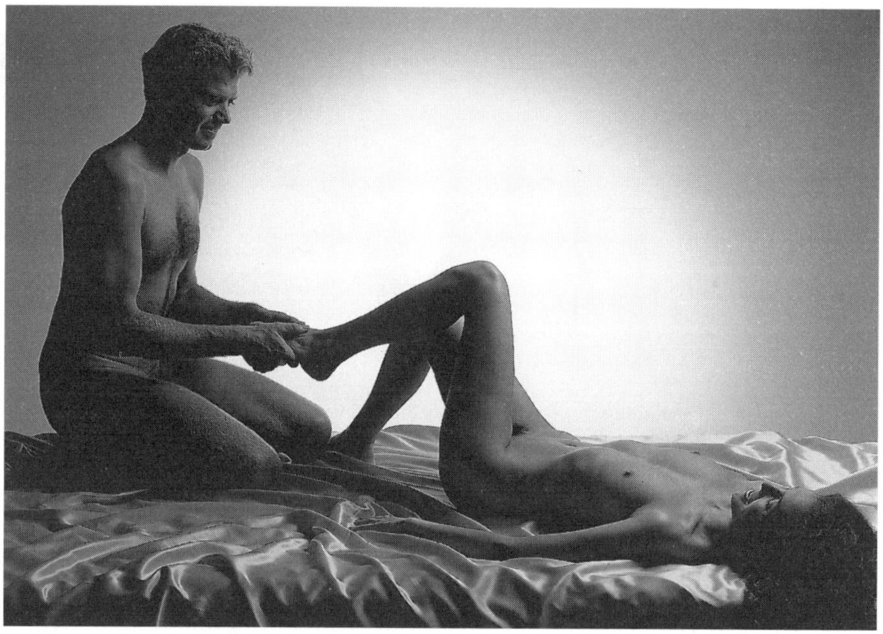

Le massage des jambes : le bonheur de ressentir la circulation de l'énergie

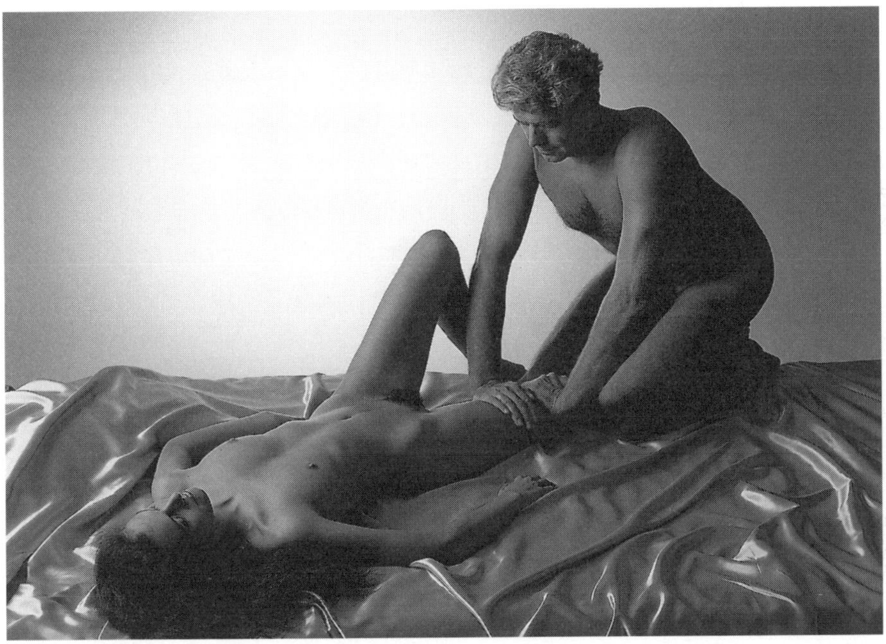

Si c'est la première fois que vous pratiquez un massage de bien-être, l'exercice vous paraît peut-être un peu fatigant ou compliqué. En réalité, rien n'est vraiment fatigant ou difficile. Bien au contraire. Il n'y a aucune règle à suivre et c'est votre partenaire et vous qui, d'un commun accord, déterminez l'ordre des mouvements. Ce que je vous propose ici n'a rien de formel ou d'obligatoire, il ne s'agit que de suggestions destinées à stimuler votre propre imagination pour faire du massage d'amour un moment de joie, de liberté, d'harmonie intérieure et de communion profonde avec votre partenaire. Un instant de partage où vous vous libérez de vos inhibitions et de vos idées toutes faites. Les massages d'amour réclament uniquement de la sensibilité et de la créativité. Ne l'oubliez pas.

Le massage des pieds, durant lequel vous avez prodigué à votre partenaire des gestes attentionnés, pleins de tact et de délicatesse, se prolonge tout naturellement par celui des jambes qui, comme les pieds, ont à supporter une grande partie du poids du corps.

Puisque votre partenaire est allongé(e) sur le dos, commencez par masser la face antérieure de ses jambes. Si vous n'avez pas de table de massage et ne pouvez pas masser debout, agenouillez-vous à côté de votre partenaire ou à ses pieds ; à partir des chevilles, glissez vos mains sur ses jambes en remontant vers ses genoux. N'oubliez pas d'enduire vos mains d'une quantité suffisante d'huile de massage, surtout si votre partenaire a une pilosité abondante !

À ce stade du massage, vous pouvez déjà exercer une pression un peu plus forte. La meilleure façon de trouver un mouvement fluide et rythmique est d'engager tout le poids de votre corps dans vos gestes. Autrement dit, vous vous penchez légèrement au-dessus de la jambe de votre partenaire et, en transférant le poids de votre corps vers l'avant, vous glissez vos mains jusqu'en haut de sa cuisse. Puis vous revenez à votre position initiale en transférant le poids de votre corps vers l'arrière. Ainsi, vous n'avez pas besoin de déployer une force musculaire excessive.

Si vous effectuez votre massage debout, transférez simplement le poids de votre corps d'une jambe à l'autre pendant l'effleurage. Le massage classique destiné à stimuler la circulation sanguine va des jambes jusqu'aux hanches. S'il vous semble pour l'instant trop « osé » ou trop intime, arrêtez-vous en haut des cuisses. Pratiquez un effleurage ample et vigoureux de bas en haut, c'est-à-dire de l'intérieur des jambes jusqu'à l'aine, puis un effleurage beaucoup plus doux de haut en bas, de l'extérieur des cuisses jusqu'aux chevilles en passant par les genoux. Pourquoi le retour doit-il être léger ? Parce que le sang doit remonter vers le cœur et non stagner dans les jambes et les pieds. De plus, ce massage de retour délicat vous permet de ne jamais perdre le contact avec la peau de votre partenaire. Répétez plusieurs fois ce double effleurage qui vise à stimuler agréablement la circulation sanguine. Si vous vous connaissez suffisamment bien ou si vous en avez envie, vous pouvez utiliser vos deux mains pour masser énergiquement les jambes de votre partenaire jusqu'en haut des cuisses, puis éloigner vos mains pour masser plus doucement ses hanches après avoir effleuré ses parties génitales ; il ne vous reste plus qu'à redescendre des hanches jusqu'aux jambes. Si vous rencontrez « par hasard » le pénis ou le pubis et la vulve de votre partenaire, profitez pleinement de ce contact tous les deux, sans vous culpabiliser en pensant que vous êtes peut-être allés trop loin

Si des siècles d'une éducation hostile au corps et à tout ce qui s'y rapporte ne nous avaient pas conditionnés à attribuer une connotation sexuelle et indécente à tout contact physique au-dessous de la ceinture et donc à penser que des gestes au niveau des parties génitales visent uniquement une excitation sexuelle, nous ne nous demanderions pas ce qui est « permis » ou ce qui peut paraître équivoque lors d'un massage de bien-être.

Oubliez ces tabous absurdes et demandez à votre partenaire si le contact de vos mains sur ses parties génitales lui procure une sensation agréable. Si vous n'avez pas envie de lui poser la question ou d'en parler ou si vous ne voulez pas interrompre le rythme fluide de vos mouvements, observez-le(la) ou écoutez-le(la) pour savoir s'il(elle) se sent bien. Acceptez sa réaction, que vous l'entendiez vous dire « S'il te plaît, juste les jambes » ou, au contraire, gémir de plaisir et libérer sa respiration. Laissez-le(la) profiter du plaisir d'être massé(e) et des bienfaits, autant physiques que psychiques, du massage.

Vous devez accorder une attention particulière aux genoux de votre partenaire. En effet, il s'agit d'une partie du corps extrêmement sensible et réactive – d'une sensibilité comparable à l'intérieur des cuisses. Avec l'extrémité de vos pouces, effectuez des mouvements circulaires autour de la rotule

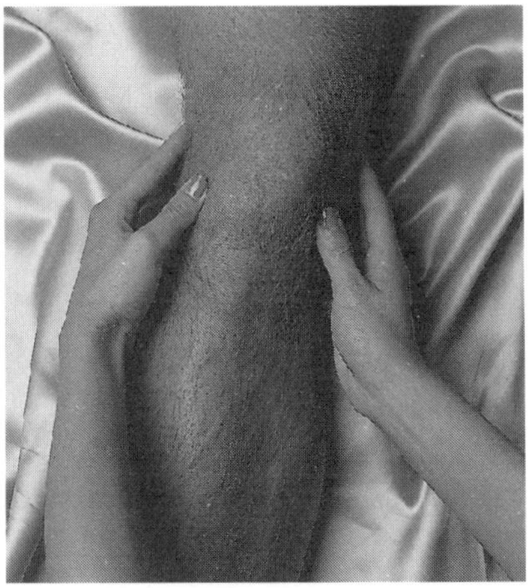

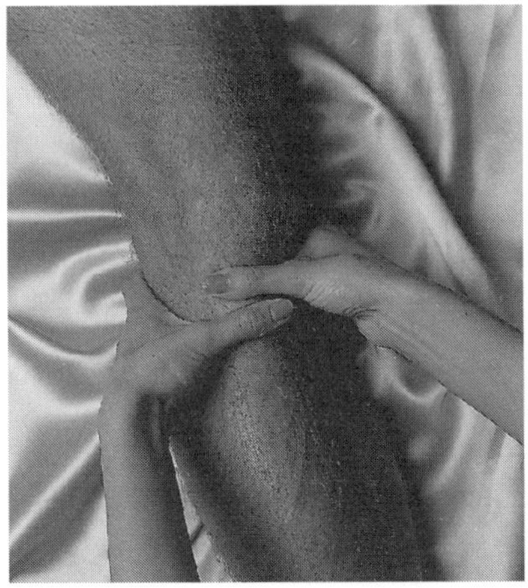

(voir photo à gauche ci-dessus), puis appuyez doucement dans les creux qui entourent l'os (voir photo à droite ci-dessus).

Avec vos dix doigts, tapotez le genou pendant quelques secondes (voir photo à gauche ci-dessous) et, vos paumes à plat, finissez par un léger massage circulaire de l'ensemble du genou (voir photo à droite ci-dessous).

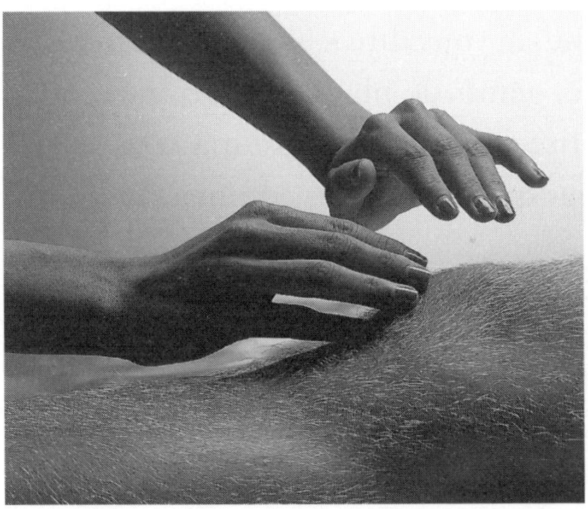

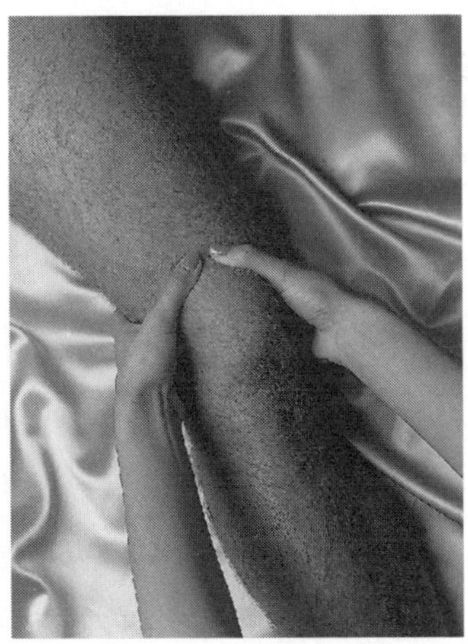

À présent, soulevez légèrement la jambe de votre partenaire et fléchissez-la (voir photo ci-dessous). Vous pouvez ainsi secouer, pétrir et tapoter doucement les muscles du mollet pour les décontracter.

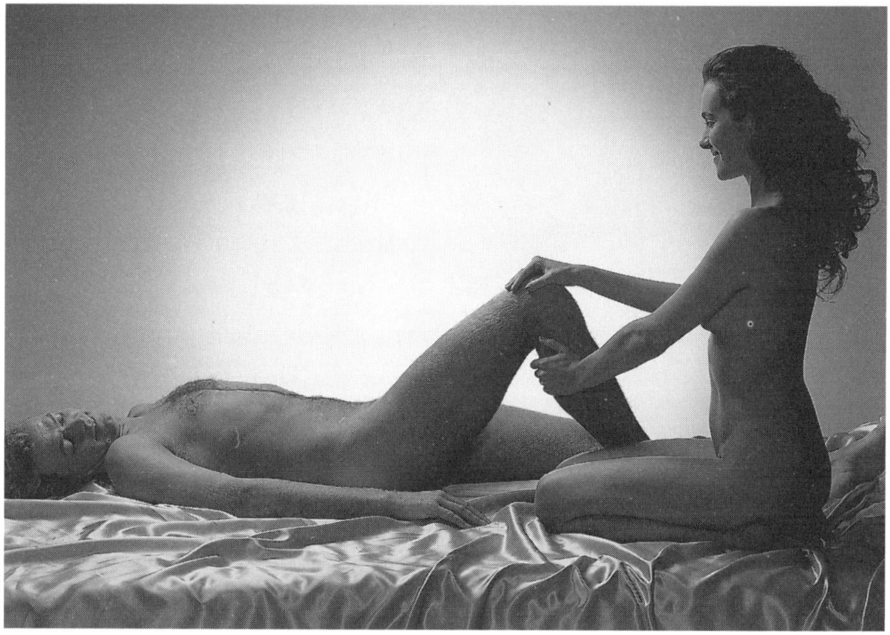

Après avoir reposé la jambe de votre partenaire, il est temps de passer à l'étirement en douceur. J'ai bien dit « en douceur ». Ce qui signifie que votre partenaire ne doit ressentir aucune gêne, et encore moins une douleur. Tendez sa jambe et secouez-la avec la plus grande précaution (voir photo de la page suivante) pour supprimer les dernières contractions.

Procédez à l'identique avec l'autre jambe, depuis les massages circulaires du genou à l'aide des pouces jusqu'à l'étirement en douceur. Vous pouvez aussi manipuler simultanément les deux

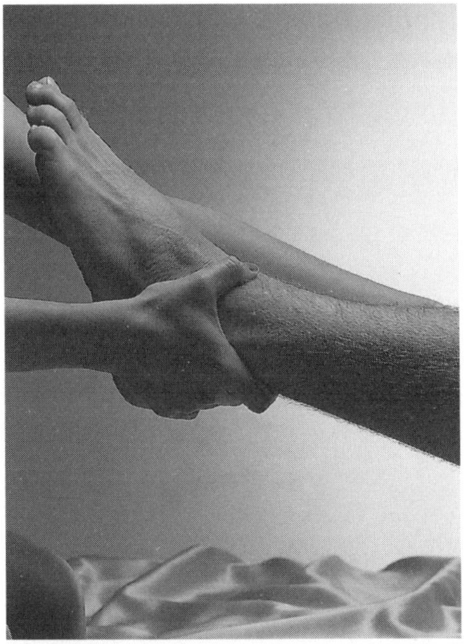

jambes. La face postérieure des jambes peut être massée aussitôt après. Votre partenaire se met à plat ventre et vous répétez les mêmes gestes que ceux que vous avez effectués sur la face antérieure de ses jambes. En réalité, vous avez le choix de masser, soit la même jambe devant et derrière, soit les deux jambes devant, puis les deux jambes derrière. Quel que soit l'ordre que vous choisissez, l'essentiel est de manipuler le jarret (partie postérieure du genou) avec la plus grande délicatesse, cette partie du corps étant particulièrement sensible chez la plupart des individus.

Au début, les flexions de jambe ne raviront peut-être pas votre partenaire ! Agenouillez-vous à ses pieds, saisissez sa jambe des deux mains au niveau de la cheville, puis repliez-la – éventuellement en posant une main sur son genou et en appuyant légèrement – vers sa hanche et son ventre (voir photo de la page suivante). Poursuivez la flexion avec précaution jusqu'à ce que vous rencontriez une résistance. Si les muscles et les tendons de votre partenaire sont suffisamment souples, ils autorisent une flexion particulièrement marquée qui lui procurera un grand bien-être. En revanche, s'ils

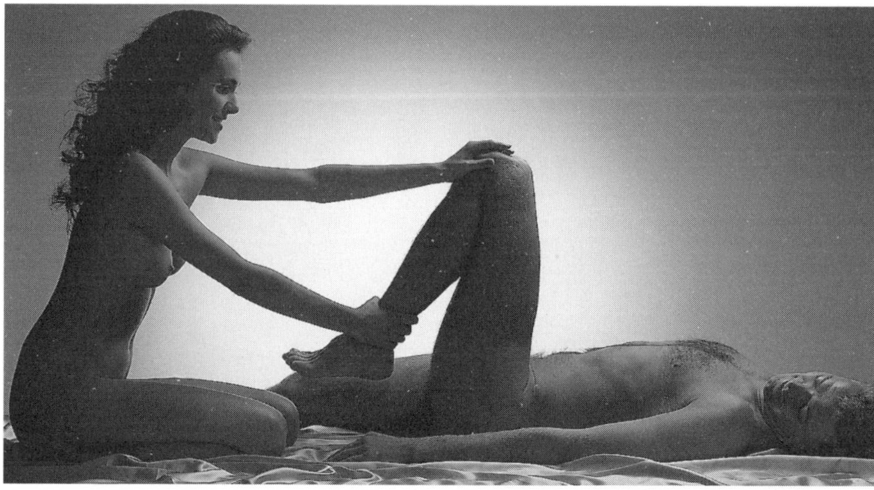

sont assez raides, allez-y progressivement : fléchissez la jambe de votre partenaire un peu plus à chaque séance de massage et vous verrez qu'il(elle) prendra goût à vos manipulations !

À retenir : comme le massage des pieds, le massage des jambes doit se terminer par un effleurage apaisant suivi d'une immobilité durant laquelle vous laissez vos mains appliquées sur la peau de votre partenaire (voir photo de la page suivante). Cela permet d'harmoniser vos flux énergétiques et de vous détendre ensemble. Jouissez de ce moment si privilégié…

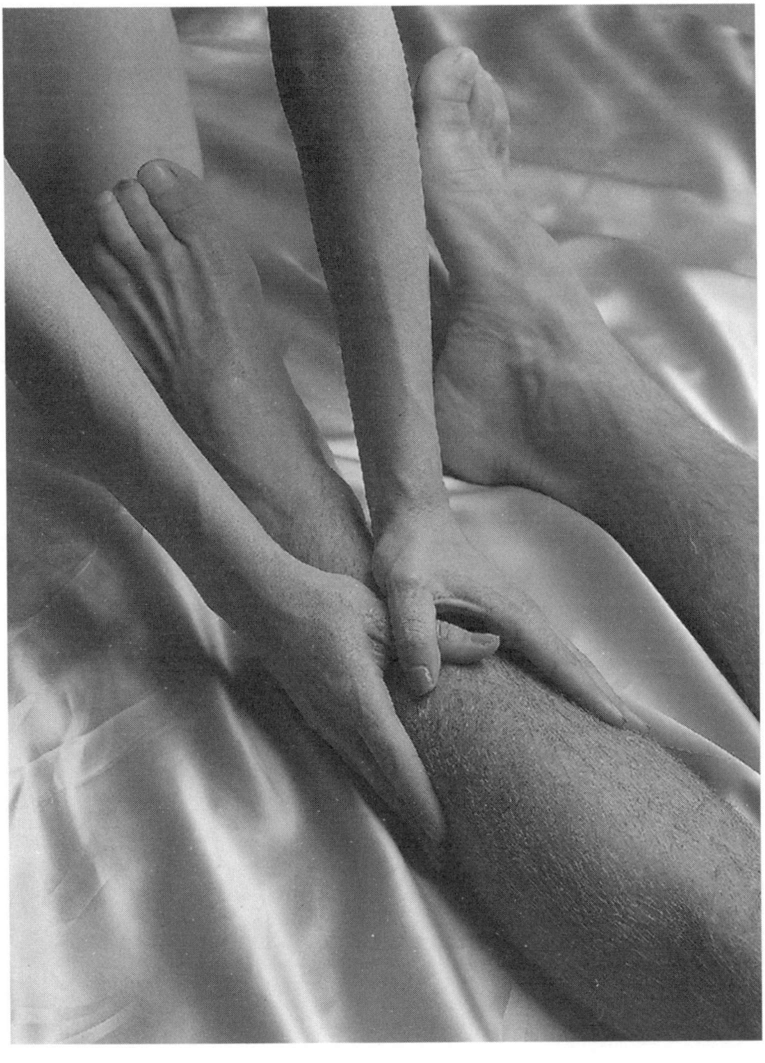

Le massage du ventre : le plaisir d'une chaleur bienfaisante

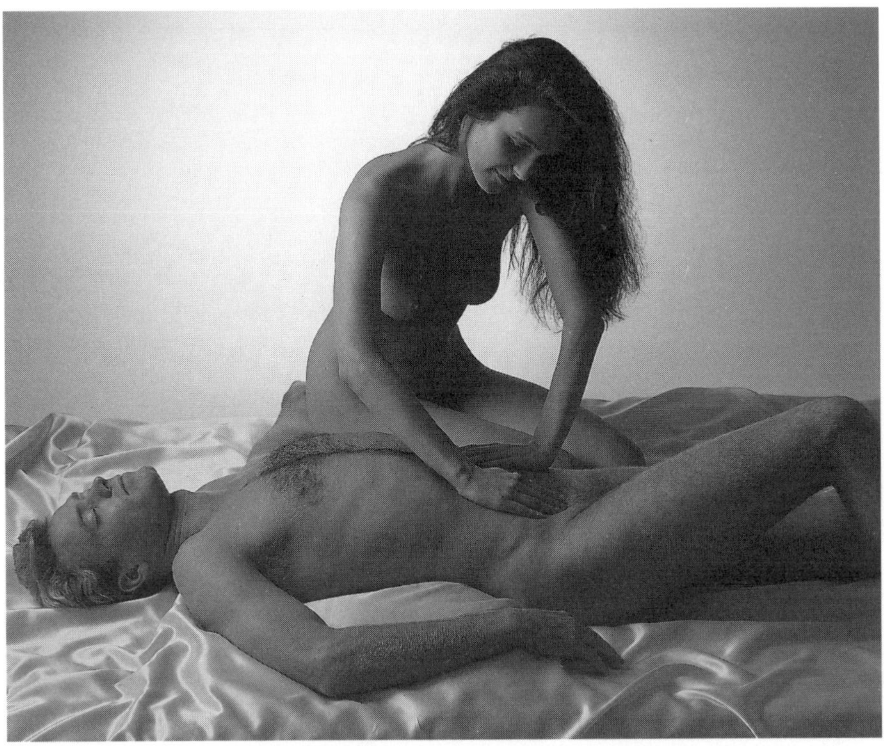

Les massages d'amour, qui constituent une méthode douce pour lutter contre le stress et les tensions musculaires, sont d'une efficacité redoutable dans la région du ventre, aussi incroyable que cela puisse vous paraître de prime abord. Aucune autre partie du corps ne révèle autant la vulnérabilité d'un être et, en même temps, la confiance qui unit les partenaires. C'est le ventre qui montre le mieux le degré de conscience corporelle et d'amour-propre d'un individu, s'il est capable de se détendre et de libérer des sentiments qui en disent bien davantage sur lui que de longs discours.

Car le ventre est un centre du corps important qui recueille les sensations provenant du bassin, siège du plaisir et de la sexualité, et les réoriente vers le cœur. C'est pourquoi il est particulièrement réceptif aux gestes tendres qui dégagent de la chaleur et créent une atmosphère de confiance. Il faut déjà beaucoup de confiance et d'intimité pour abandonner son ventre aux mains d'une autre personne, le laisser « sans défense ». Vous devez donc faire preuve d'une très grande sensibilité pour masser votre partenaire à cet endroit et éviter les gestes trop énergiques qui, au lieu de l'envelopper de volupté, lui seraient désagréables, voire douloureux. Commencez par lui procurer des sensations délicieuses en effectuant des « cercles du ventre ». Posez votre main gauche et votre main droite à plat sur son ventre et massez-le en exerçant des mouvements circulaires qui, en quelques secondes, produisent une chaleur bienfaisante et stimulent la circulation dans l'estomac, le ventre et le bassin.

Si vous réalisez ce massage en position assise, mettez quelques coussins bien épais derrière votre dos, asseyez-vous derrière votre partenaire et massez-le(la) de façon détendue en passant par-dessus sa tête. Personnellement, je vous conseille plutôt de vous agenouiller ou de rester debout à côté de lui ou d'elle. Cela lui permet de vous voir, ce qui est loin d'être désagréable, et de constater avec quelle tendresse et quel dévouement vous prenez soin de son corps. N'oubliez pas : un massage d'amour ne doit jamais être perçu comme un travail ou un effort et, dans ce domaine, le must est d'associer contacts corporels et contacts visuels.

Si vous souhaitez que le massage abdominal de votre partenaire soit le plus relaxant possible pour lui(elle), vous pouvez poser un coussin ou, encore mieux, un traversin sous ses jarrets. Sa paroi abdominale sera ainsi moins tendue et plus réceptive à vos gestes. Les massages circulaires du ventre doivent toujours être effectués dans le sens des aiguilles d'une montre pour suivre le « chemin » du gros intestin. Commencez par des petits cercles autour du nombril, puis effectuez des cercles de plus en plus grands, lents mais rythmés, jusqu'en bas des côtes. Si vous préférez, vous pouvez aussi poser vos mains l'une sur l'autre, ce qui renforce doucement la pression exercée.

Faites une petite pause dès que vous sentez la chaleur se diffuser dans la paroi abdominale. Laissez à votre partenaire le temps de prendre conscience de cette sensation exquise, d'absorber en lui(elle) la douce chaleur… et, vous aussi, profitez de ce partage.

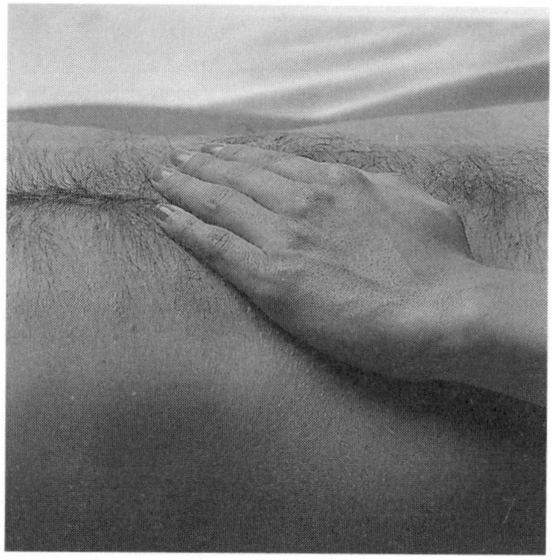

À présent, massez son ventre en travers en utilisant vos paumes et le dos de vos mains (voir photo ci-contre). Vos mains doivent être souples et douces et, en aucun cas, vous ne devez perdre le contact avec la surface à masser, « casser » la fluidité des mouvements et interrompre la circulation des énergies.

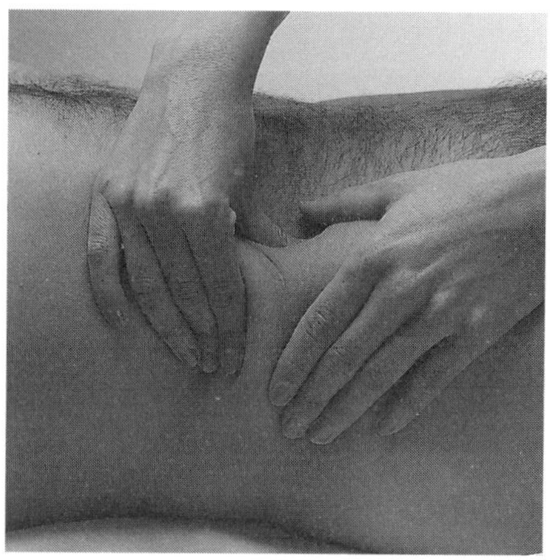

Chez les femmes, le pétrissage de la taille (voir photo ci-contre) est ressenti comme particulièrement agréable. L'amélioration de la circulation sanguine permet d'évacuer plus rapidement les déchets et de stimuler les tissus, souvent mous et inertes à cet endroit du corps. De plus, l'effet esthétique est loin d'être négligeable : plus votre partenaire vous massera la taille, plus il l'affinera et l'assouplira. Le pétrissage peut être un peu plus vigoureux puisqu'il s'agit de dynamiser la circulation sanguine et la circulation lymphatique (voir aussi « Le drainage lymphatique » page 27). Sinon, vous risquez de chatouiller désagréablement votre partenaire.

D'ailleurs, même les personnes très minces trouvent les pétrissages énergiques extrêmement agréables.

Après un pétrissage dynamique mais sans dureté ni pincements douloureux, reprenez les effleurages, ces longs glissements fluides avec les paumes et le dos des mains en travers du ventre.

Le massage du ventre touche à sa fin : interrompez vos mouvements et appliquez vos paumes sur la paroi abdominale de votre partenaire (voir photo ci-dessous) pour renforcer la confiance qui vous unit et vous donner la possibilité de savourer pleinement les émotions, peut-être inhabituelles et difficiles à contenir, que vous avez ressenties tous les deux.

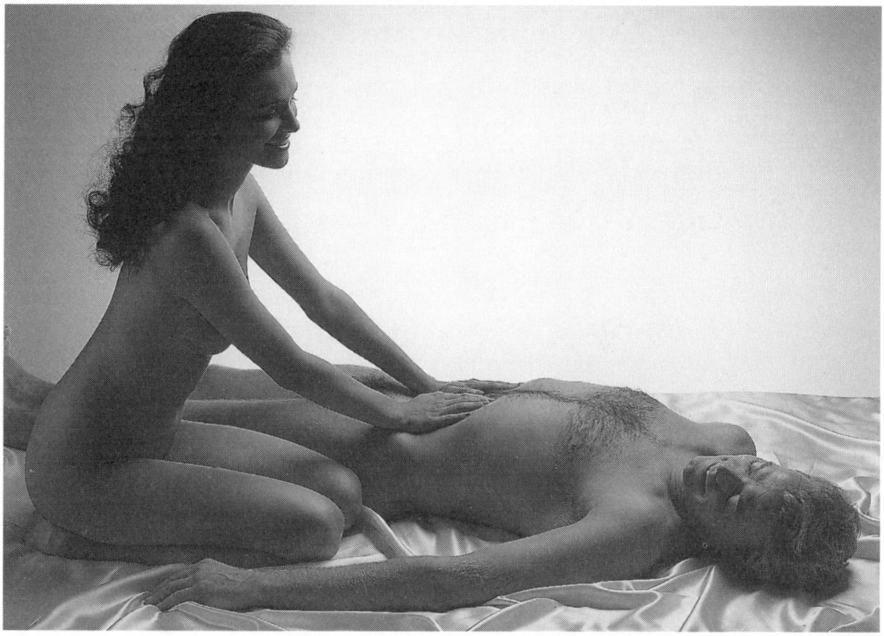

Tout au début de ce livre, j'ai évoqué l'aspect souvent bouleversant d'un massage d'amour, sa capacité à vous remuer en profondeur, « loin sous la peau ». Ce type de massage a tendance à désamorcer les mécanismes de défense et à faire ressurgir les émotions refoulées – surtout chez les hommes qui n'ont pas appris à exprimer librement leur ressenti, à accepter et manifester leurs émotions. En tout cas, beaucoup d'hommes sont surpris par les émotions intenses, positives ou négatives, qui les submergent soudain et qui, souvent au début, les déconcertent et les perturbent.

Prenez tout votre temps ! C'est essentiel. Le massage d'amour ne doit pas sa dimension si exceptionnelle à l'exécution parfaite, digne d'un professionnel, de gestes spécifiques, mais à la rencontre de l'Autre, au temps que deux êtres consacrent à se faire du bien. « En cet instant, tu es ce qu'il y a de plus important pour moi. Je ne veux qu'une seule chose : te faire – et me faire – du bien. » Tel est le message que vous transmettez à votre partenaire lors d'un massage d'amour.

Le massage de la poitrine et des épaules : une détente qui libère la respiration

Le massage du ventre de votre partenaire a suscité chez lui(elle) toutes sortes d'émotions et de sentiments ? Raison de plus pour lui masser la poitrine et les épaules. La cage thoracique protège des organes vitaux – le cœur et les poumons. C'est dans le thorax que se trouve le cœur de nos états affectifs et de notre force vitale : c'est là que nos sentiments se renforcent et sont alimentés en énergie vitale. Plus l'individu est en harmonie avec son corps et son esprit, plus le haut de son corps est détendu et réceptif à l'échange d'énergie, de chaleur et de tendresse. En revanche, lorsque les émotions sont constamment réprimées, le diaphragme – principal muscle de la respiration – se contracte et réduit l'ampleur des mouvements respiratoires. Or, c'est par la respiration que nous recevons l'énergie vitale. Résultat : non seulement notre vitalité physique est entravée, mais le siège de nos émotions et de nos sentiments manque d'espace pour s'exprimer, ce qui réduit considérablement le développement de sensations plus belles et plus positives.

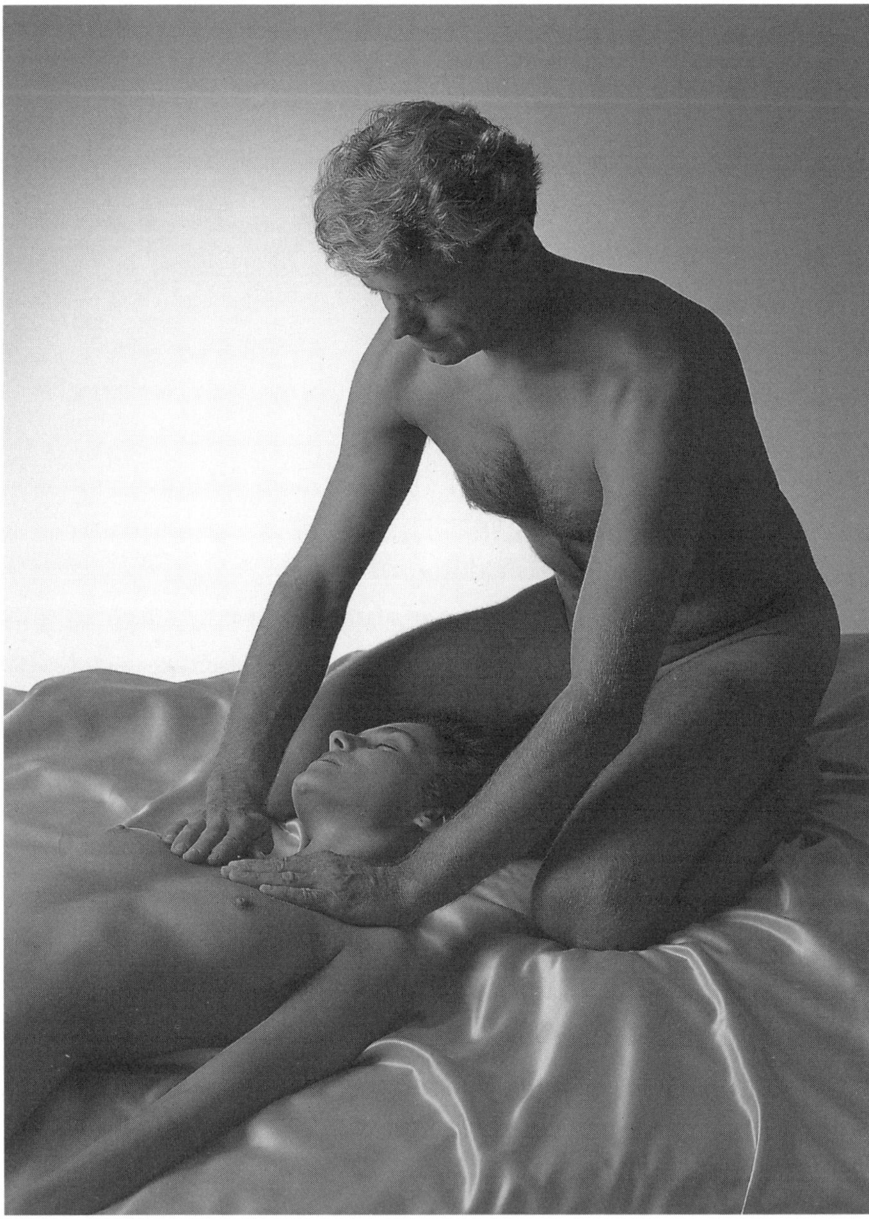

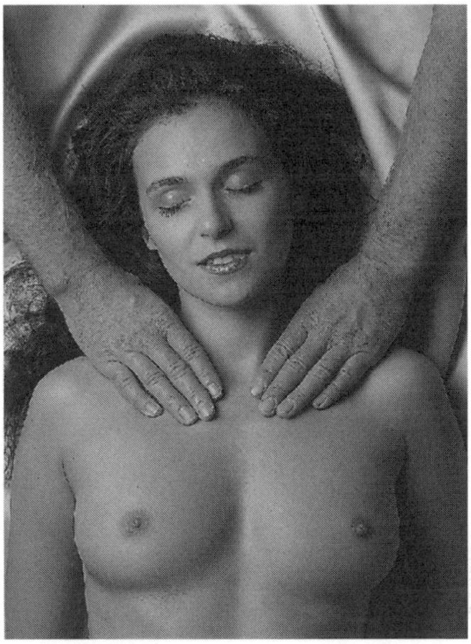

Bien que l'homme et la femme diffèrent par leur anatomie thoracique, ils éprouvent des sensations très proches à ce niveau – des sensations que le massage permet de déclencher, à savoir un grand bien-être sensoriel et le bonheur de sentir l'autre prendre soin de soi. Lorsqu'une femme se fait masser par un professionnel, ce dernier ne touche jamais à ses seins, bien évidemment en raison des interdits qui continuent de frapper notre société. « Celui qui touche les seins d'une femme réclame ses faveurs sexuelles » – telle est l'idée toute faite de la plupart des individus, un stéréotype qui les prive de plaisirs sensoriels extraordinaires. En effet, la poitrine et ses tissus délicats sont particulièrement réceptifs à un massage stimulant. L'augmentation de l'irrigation sanguine crée une chaleur bienfaisante qui se répand dans le plexus solaire et produit de nouvelles énergies. Il va sans dire que la beauté des seins s'en trouve nettement améliorée. Pour le plus grand plaisir des deux partenaires...

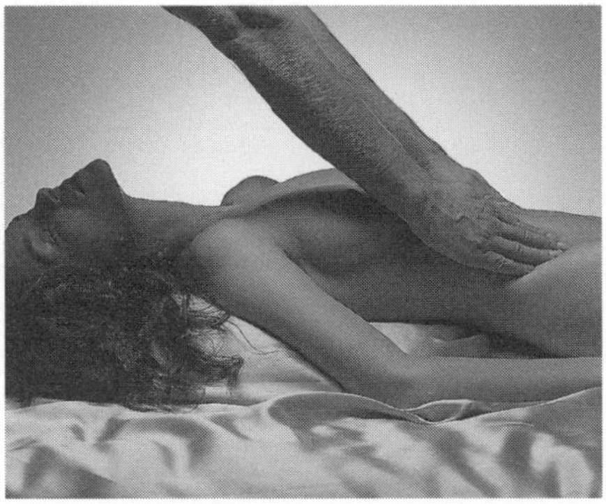

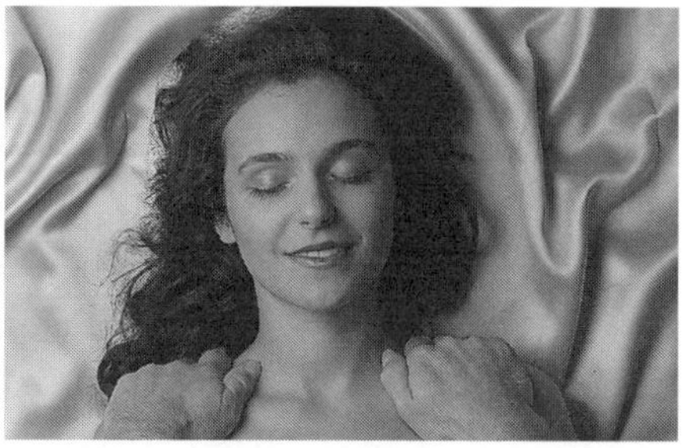

Les épaules, elles aussi, sont particulièrement sensibles aux massages. Cette partie du corps doit souvent supporter un poids trop lourd pour elle. Beaucoup de choses, dont les responsabilités, pèsent sur les épaules. Pour mieux gérer le stress quotidien, nous avons tendance, consciemment ou non, à contracter nos épaules, à les durcir pour nous rendre plus forts. Mais cette attitude d'autodéfense provoque des tensions musculaires dont la douleur peut rayonner jusque dans la nuque, le cou et les bras. Observez-vous, regardez comment sont vos épaules quand vous devez ravaler votre colère et votre frustration. Quand vous refusez de vous laisser submerger par vos peurs. Votre attitude rigide et crispée ne provoque pas seulement le durcissement de vos muscles et la formation de nodosités douloureuses ; elle bloque aussi la circulation, si vitale, des énergies de votre corps, ce qui diminue encore votre force vitale.

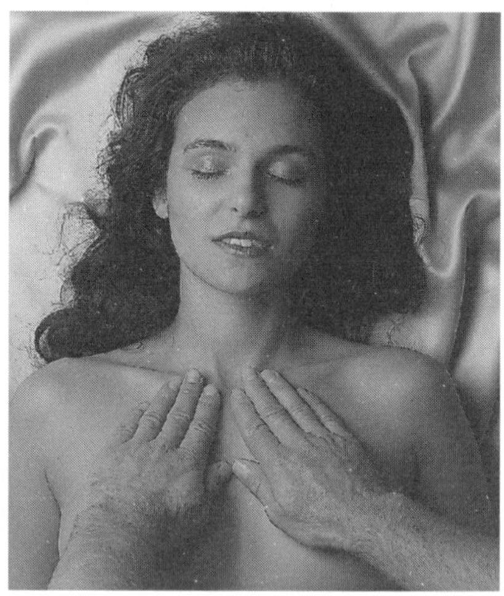

Par conséquent, accordez-vous et accordez à votre partenaire, aussi souvent que vous le pouvez, les bienfaits d'un massage de la poitrine et des épaules. Même si vous

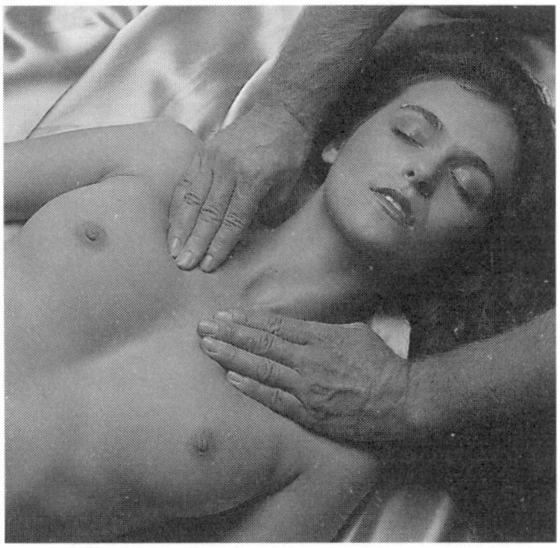

n'avez pas toujours le temps pour un massage complet des pieds à la tête, n'oubliez jamais d'inscrire au programme de votre séance le massage du ventre, de la poitrine et des épaules ; il est incontournable et réclame une très grande sensibilité de la personne qui masse. Observez les épaules de votre partenaire avant et après le massage. Vous serez vite convaincu(e) de l'efficacité de vos mains, mues par l'envie d'apporter soulagement et bien-être à celui(celle) que vous massez.

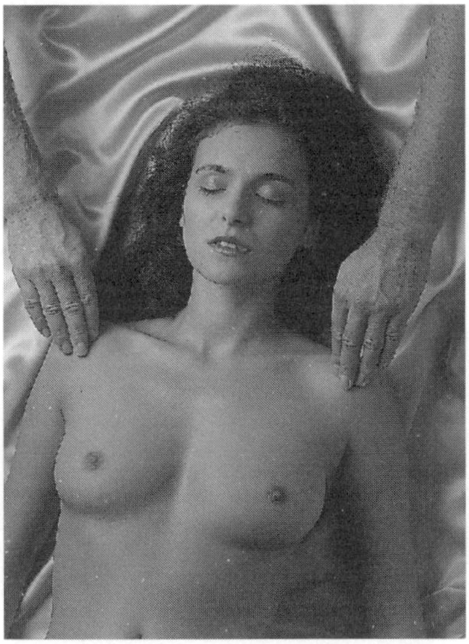

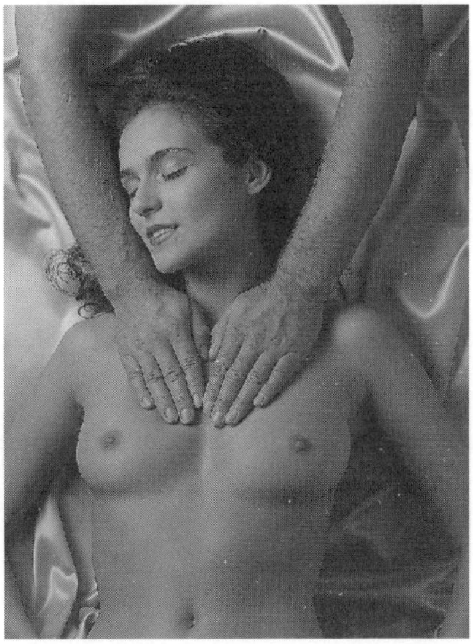

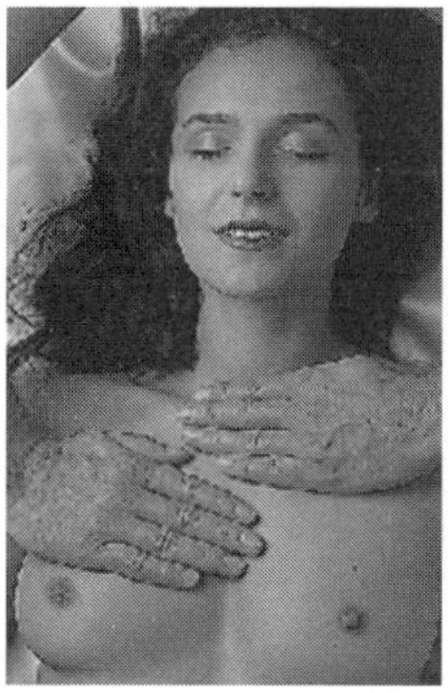

Hormis la plus grande douceur requise pour masser les seins d'une femme, le massage de la poitrine se déroule de la même façon pour l'homme et la femme. L'homme qui masse sa partenaire doit faire preuve d'une très grande sensibilité dans l'extrémité de ses doigts, le tissu délicat des seins ne devant en aucun cas être étiré à l'excès. Le massage de la poitrine et des épaules commence toujours par un effleurage, paumes à plat sur la peau, du ventre jusqu'à la naissance du cou en passant par la cage thoracique et l'espace entre les deux mamelons. Au niveau des clavicules, vos mains se séparent pour effleurer les épaules (voir photo en haut de la page 69).

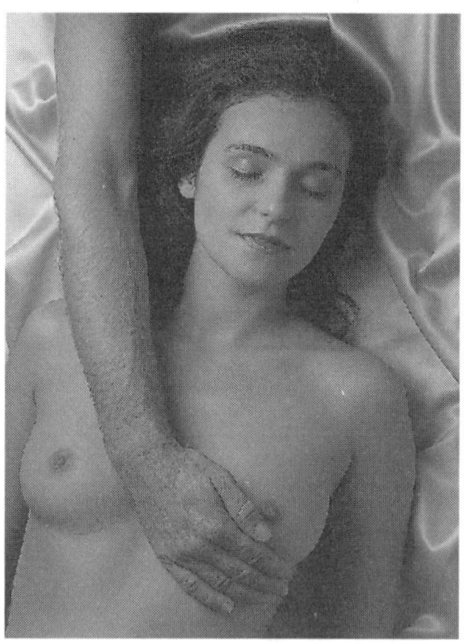

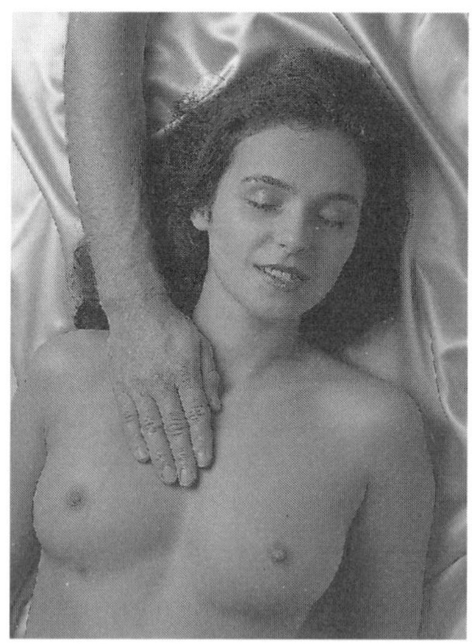

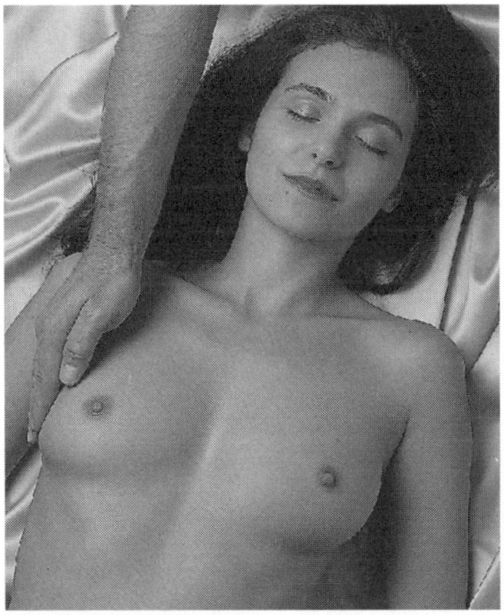

Vos mains redescendent ensuite avec une douceur extrême le long des flancs jusqu'à la taille (voir photo en bas de la page 69) avant de remonter pour effectuer un nouvel effleurage.

Si vous massez votre partenaire au sol, agenouillez-vous derrière lui(elle) et placez sa tête entre vos genoux ou sur vos cuisses. Vous pouvez aussi vous agenouiller près de lui ou d'elle (voir photo en haut à gauche de la page 70), une position que vous jugerez sans doute très confortable. Vous pourrez ainsi mieux lire sur son visage la détente que vous lui procurez...

Dès que vous sentirez la douce chaleur qui a envahi son buste, effectuez de petits mouvements circulaires du bout des doigts au niveau de son sternum (voir photo en bas à droite de la page 70). Augmentez lentement l'amplitude de vos cercles pour inclure les épaules. Le massage circulaire des épaules (voir photo en haut de la page 71) est, en effet, particulièrement important : plus elles seront abondamment irriguées, plus votre partenaire se détendra pendant le massage et acceptera des gestes qui, en temps normal – c'est-à-dire lorsqu'il(elle) est tendu(e) ou contracté(e) –, peuvent lui faire mal ou, du moins, ne lui apporter aucun bien-être.

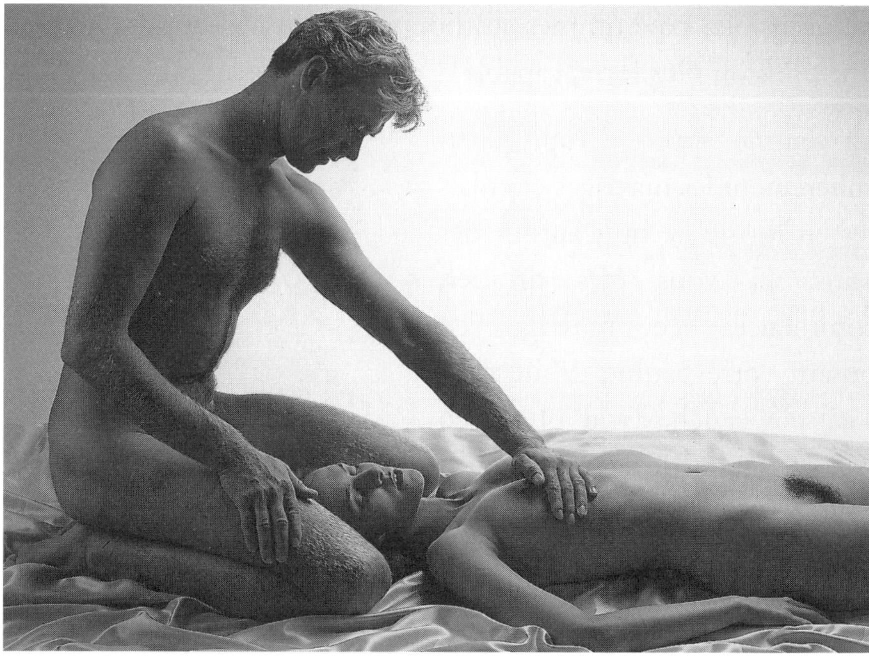

Pratiquez un effleurage ample depuis le milieu du thorax jusqu'aux épaules (voir photo en bas à gauche de la page 71), puis des épaules vers le milieu du thorax (voir photo en bas à droite de la page 71). Si vous voulez que ce massage produise un effet optimal, vos gestes doivent être, d'une part très réguliers et rythmés, d'autre part suivre avec souplesse et fluidité les contours du corps détendu de votre partenaire.

Ces aspects valent également pour le massage effectué du centre du thorax vers les flancs (voir photo en haut de la page 72). Ne contournez pas la poitrine de votre partenaire qui, si c'est une femme, réclame une pression plus douce, sa peau étant plus fine et plus sensible. Les hommes au thorax très musclé supportent, eux, une pression plus forte, capable d'assouplir le tissu musculaire.

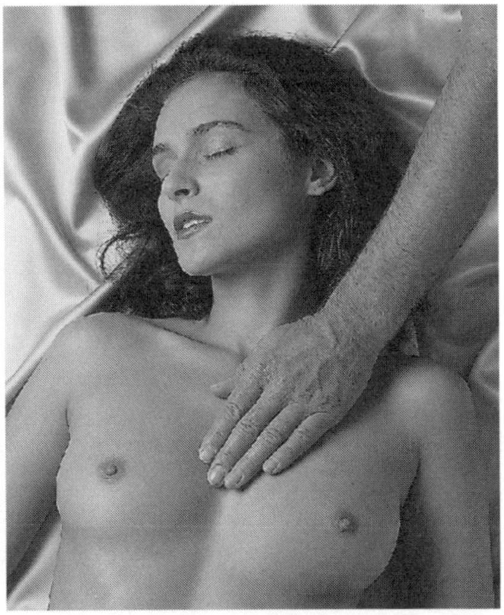

La femme apprécie tout particulièrement les massages circulaires en forme de huit autour des seins. Si vous êtes droitier, commencez ce massage en posant votre paume droite sous son sein gauche (voir photo en bas à gauche de la page 72) et réalisez un effleurage qui passe entre ses deux seins pour remonter jusqu'au-dessus du sein droit (voir photo en bas à droite de la page 72).

Glissez votre paume droite sur le côté de son sein droit (voir photo en haut de la page 73), puis laissez votre paume gauche prendre le relais tout en douceur, sans interrompre la fluidité du mouvement. Poursuivez l'effleurage en massant le contour de son sein droit et en essayant de sentir « à pleines paumes » sa courbe délicieuse (voir photo page 74). Remontez entre ses seins jusqu'au-dessus de son sein gauche, comme vous l'avez fait du côté droit (voir photo ci-dessus). Prolongez votre mouvement sur le côté de son sein gauche (voir photo page 76) et laissez votre main droite prendre le relais sans casser le rythme.

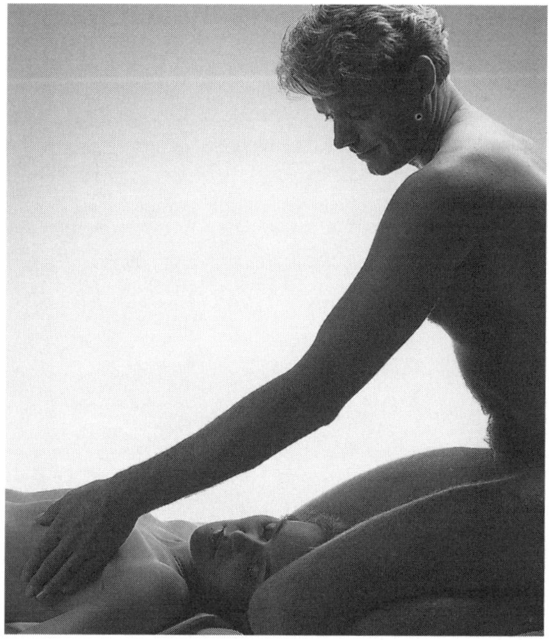

Ce « massage en huit » stimule efficacement la circulation sanguine et le tissu cutané : la clé pour avoir des seins resplendissants ! Cet épanouissement physique de la poitrine, à la fois éprouvé subjectivement et visible objectivement, peut être encore amélioré par un exercice que les hommes trouvent, eux aussi, extrêmement agréable : avec vos paumes, effleurez votre partenaire depuis les aisselles jusqu'à la taille (voir photo en haut de la page 77), puis saisissez ses flancs (voir photo en bas de la page 77). En effectuant un effleurage de la taille vers les aisselles, soulevez légèrement son buste (voir photo page 78) et maintenez cette position pendant quelques secondes – dans la mesure où votre force physique vous le permet, bien sûr.

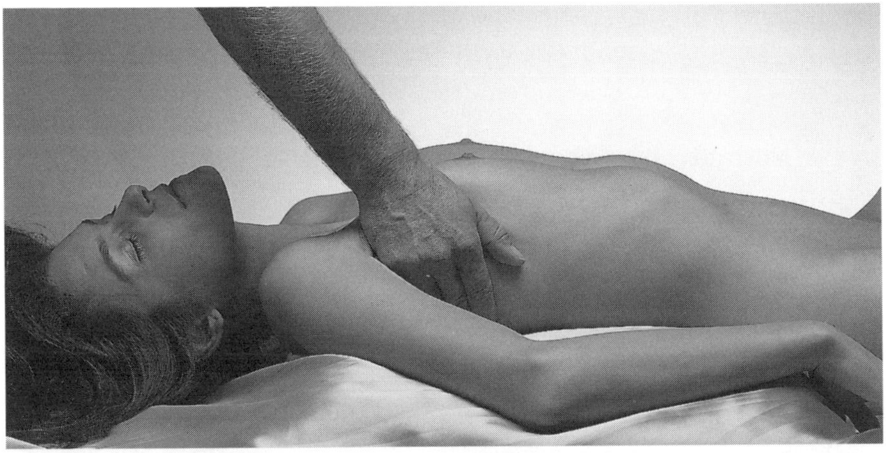

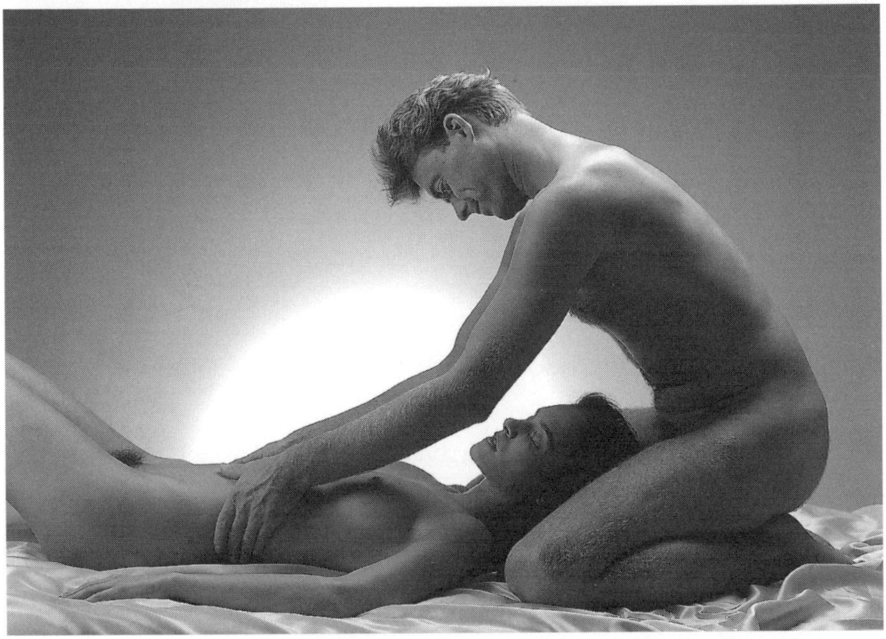

Dans les massages, rares sont les gestes qui apportent une détente aussi complète et un sentiment aussi indescriptible de liberté et d'apesanteur. À chaque fois que votre partenaire ou vous-même éprouvez des difficultés – souvent liées au stress – à respirer librement et profondément, pratiquez cet étirement relaxant. Vous verrez que vos mouvements respiratoires seront aussitôt facilités et amplifiés.

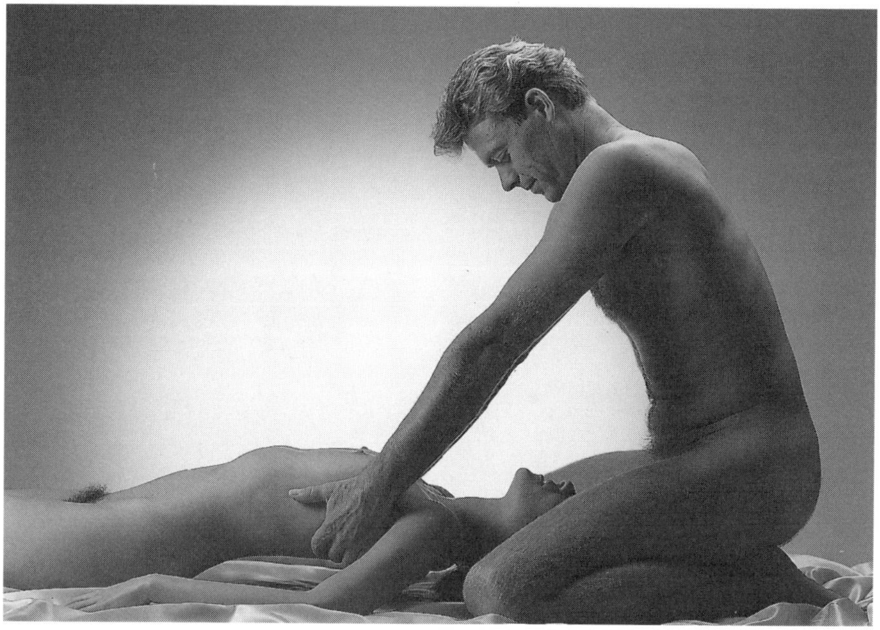

Avant de terminer le massage de la poitrine et des épaules, n'oubliez pas l'effleurage ondulant d'une épaule à l'autre. Imaginez une nappe d'eau qui ondule sous l'effet des vagues et essayez d'imiter ce mouvement d'ondulation qui se propage. Écartez légèrement vos doigts, posez-les sur la peau de votre partenaire et effectuez de légères vibrations stimulantes en imprimant aux extrémités de vos doigts des oscillations rapides (voir photo de gauche ci-dessous). Si vous entendez votre partenaire gémir de plaisir ou expirer longuement et profondément, c'est bon signe ! Il(elle) exprime ainsi son bien-être et, peut-être, sa gratitude à votre égard. Quand a-t-il(elle) été si détendu(e) et a-t-il(elle) pu respirer si librement ? Quand l'avez-vous vu(e) afficher un bien-être aussi rayonnant ? Il y a fort longtemps, n'est-ce pas ?

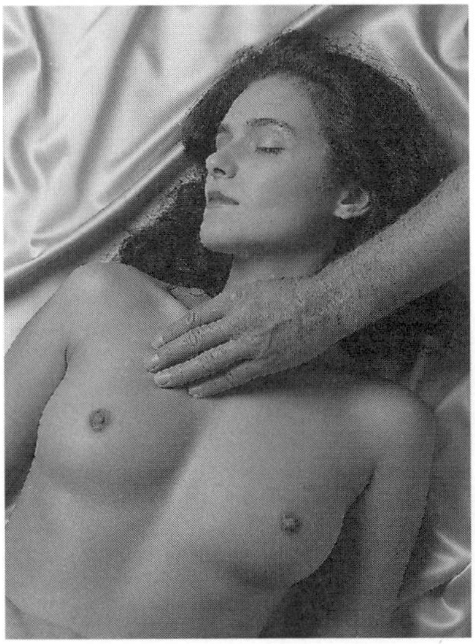

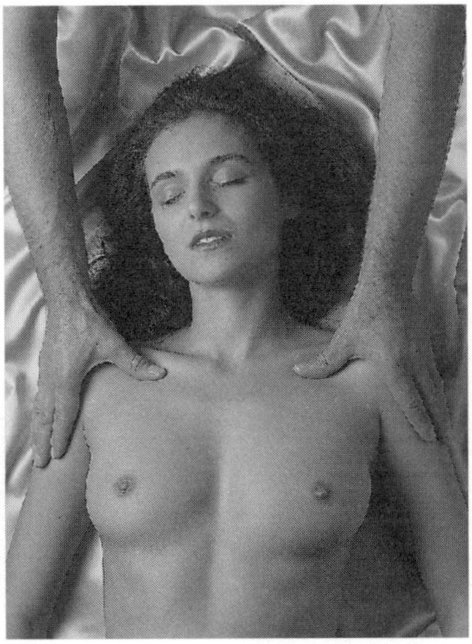

Pour clôturer ce massage, pratiquez ce que j'appelle « l'enveloppement » des épaules. D'une manière protectrice, posez vos paumes souples et arrondies sur les épaules de votre partenaire (voir photo de droite ci-dessus). Maintenez cette position quelques instants, laissez votre énergie passer dans son corps et regardez-vous tendrement. Message reçu cinq sur cinq...

Le massage des bras : la douceur du lâcher prise

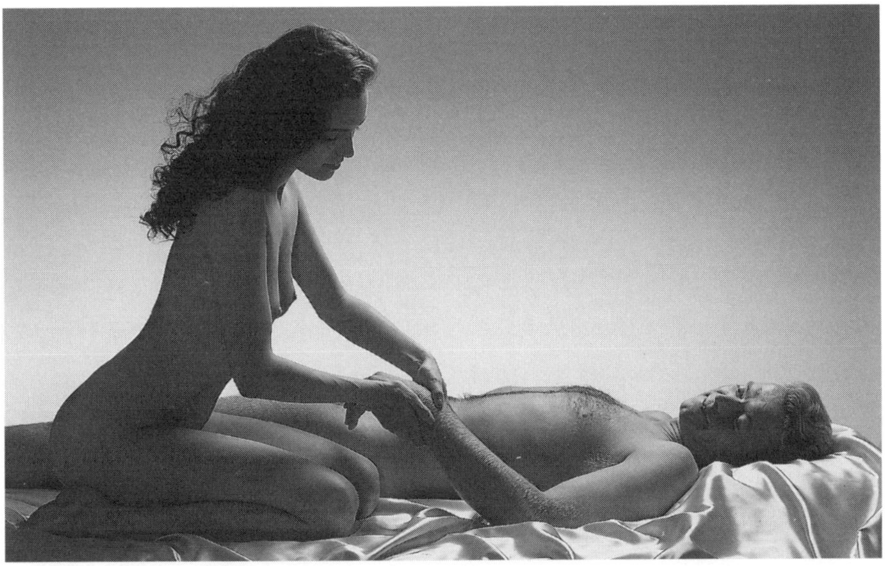

Notre corps raconte l'histoire de notre vie. De nos expériences positives et négatives, de nos espoirs, mais aussi de nos peurs et de nos rêves restés sans lendemain. Lorsque nous nous mouvons, le corps et son langage sont souvent beaucoup plus parlants que les mots. Ils trahissent notre disposition d'esprit, ce contre quoi nous nous défendons, de quoi nous voulons nous protéger. Outre la position de vos épaules et de votre bassin, c'est-à-dire la façon dont vous vous tenez ou dont vous vous mouvez, la position et les gestes de vos bras sont très révélateurs de votre état d'âme et de votre attitude face à la vie et vos semblables. Attitude de refus ou de crainte – « ne t'approche pas trop près de moi ! » – ou de totale confiance, les bras ouverts. Être prêts à accueillir les choses et les êtres qui nous entourent, être curieux de la vie et de ses expériences – « comme la vie est belle ! »

Ne sous-estimez pas les sensations et/ou sentiments qui surgissent chez votre partenaire alors que vous lui massez les bras, aussi perturbants soient-ils. Des sentiments qui ne lui sont pas familiers, particulièrement si c'est un homme. Les hommes ont toujours tendance à croire qu'ils doivent être forts en toutes circonstances et ne doivent avoir aucune faiblesse – ou, s'ils en ont, surtout ne pas les montrer. Les bras ne sont pas seulement des « appendices » du corps. Vous pensez certainement qu'ils sont utiles, certes, mais ne réclament aucune attention particulière. Or vous vous trompez lourdement…

Votre partenaire est allongé(e) sur le dos. Agenouillez-vous à ses côtés, à hauteur de la poitrine ou de la taille. Si ses bras sont recouverts d'une pilosité abondante, utilisez une bonne dose d'huile ou de crème de massage pour faciliter le glissement de vos mains et éviter de tirer sur la racine des poils.

Saisissez son poignet droit ou gauche dans votre main gauche et levez légèrement son bras pour effectuer aisément votre massage. Votre partenaire ne doit pas se crisper en pensant qu'il(elle) doit tenir lui(elle)-même son bras à une hauteur suffisante et vous ne devez pas ressentir de fatigue en lui tenant le bras.

Commencez votre massage par un effleurage lent et paisible. Partez de son poignet et remontez doucement jusqu'à son épaule en lui enveloppant l'avant-bras, puis le bras – bien sûr, dans la mesure où la largeur de votre paume et la longueur de vos doigts vous le permettent (voir photo ci-dessous). Plus vous montez, plus votre main s'ouvre. Avec l'ensemble de votre paume, essayez de trouver un maximum de points de contact avec le bras de votre partenaire. Selon un principe de base, exercez une pression plus forte lors du massage ascendant et plus douce lors du massage descendant. Pour une simple raison médicale : l'objectif de tout massage, quelle que soit la technique employée, est d'améliorer la circulation sanguine et donc l'oxygénation de l'organisme. Le massage permet d'éliminer plus vite les déchets et les substances toxiques qui se sont accumulés dans l'organisme au cours d'une journée particulièrement agitée et stressante et risquent de provoquer des tensions douloureuses. La stimulation de la circulation accélère le transport du sang jusqu'au cœur. Ainsi, l'application externe de mouvements d'effleurage, de pression ou de pompage soutient et allège le

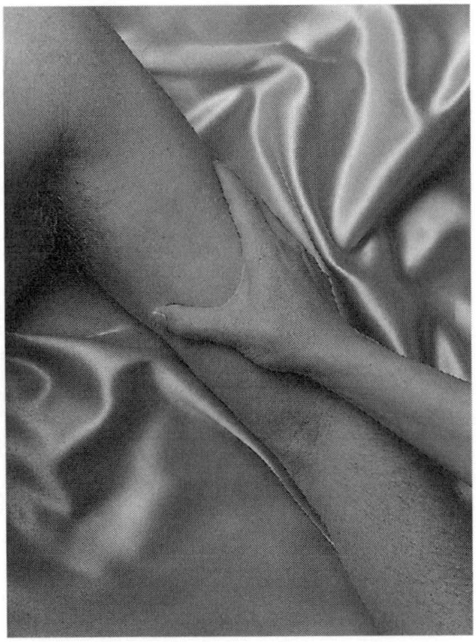

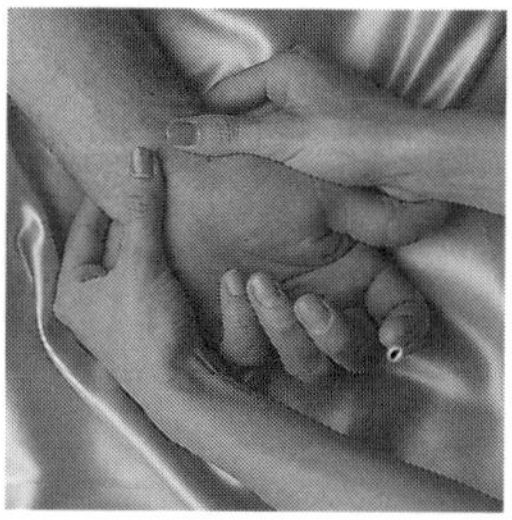 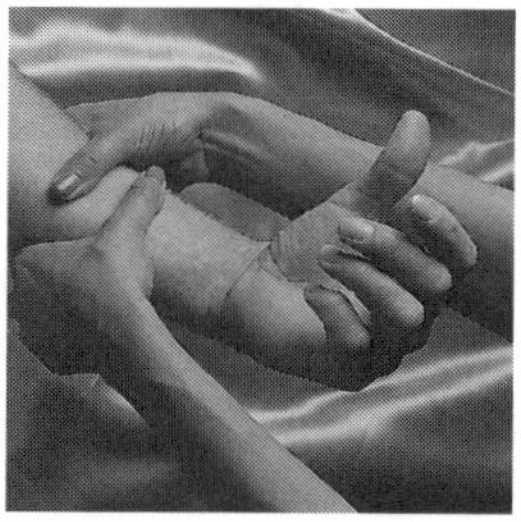 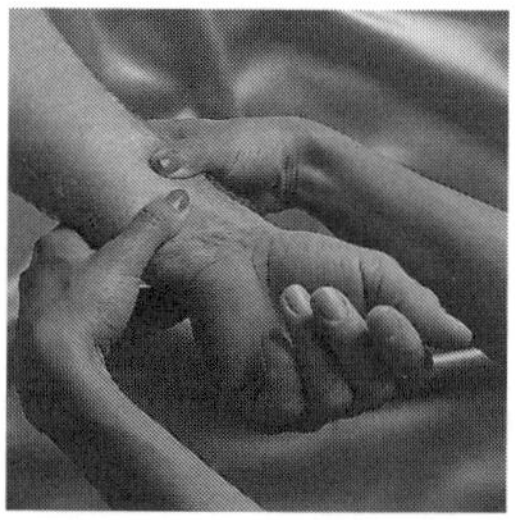

travail du cœur qui, 24 heures sur 24, doit propulser le sang dans l'organisme. Vu que les veines, qui assurent le retour du sang vers le cœur, sont situées assez près de l'épiderme, le massage facilite leur travail.

Après avoir effectué des effleurages puissants du poignet vers l'épaule et plus légers de l'épaule vers le poignet, massez l'intérieur du poignet de votre partenaire du bout de vos pouces après avoir tourné son avant-bras vers l'extérieur (voir photo à gauche ci-dessus). Cette zone, particulièrement sensible au toucher, est réceptive aux petits massages circulaires qui ne manqueront pas de le(la) combler de plaisir.

Alternez petits mouvements circulaires, effleurages en direction de la saignée du bras (voir photo au centre ci dessus) et effleurages vers les parties latérales du poignet (voir photo à droite ci-dessus). Travaillez ainsi l'ensemble du bras. Vos efforts ne tarderont pas à être récompensés par un sourire de détente ou un soupir de bien-être, voire par un « Ah, ce que ça fait du bien ! ».

Une fois les « manœuvres douces » accomplies, il est temps de passer à un massage plus vigoureux : le pétrissage du bras. Ce massage est généralement apprécié des hommes comme des femmes, car son résultat au niveau esthétique est flagrant : il accroît le tonus musculaire et raffermit les tissus conjonctifs pour donner aux bras un galbe irrésistible…

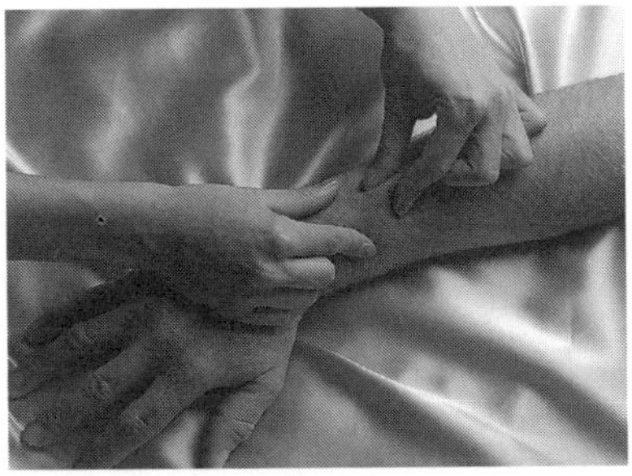

Entre le pouce et l'index, pincez une petite portion du bras et pétrissez-la (voir photo ci-contre). Malaxez ainsi l'ensemble du bras, depuis le poignet jusqu'à l'épaule. Cela vaut à la fois pour l'intérieur et l'extérieur du bras. Si vous souhaitez utiliser vos deux mains en même temps, votre partenaire doit poser son bras au sol, sur le lit ou sur un support quelconque et le tourner pour que vous puissiez faire les deux côtés.

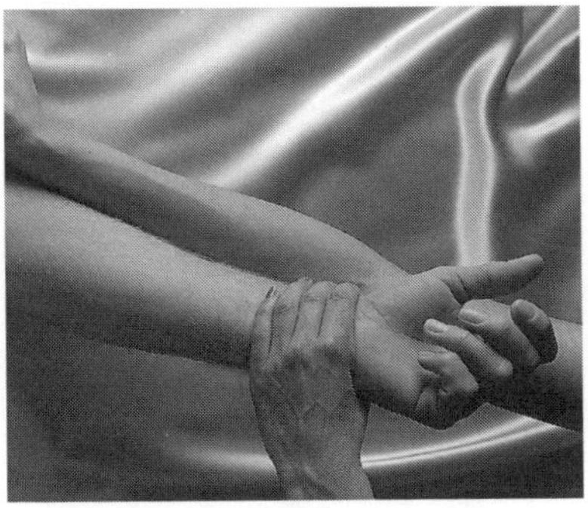

Sinon, vous devez replier légèrement son bras et le soutenir (voir photo ci-contre). Trouvez la solution la plus agréable, pour lui(elle) comme pour vous, la position qui vous procure un maximum de bien-être.

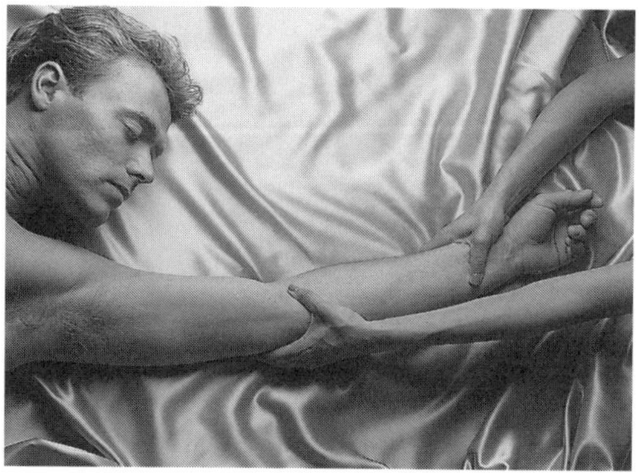

À présent, il s'agit d'étirer, puis de secouer le bras de votre partenaire. Commencez par saisir son bras et le monter jusqu'à ce qu'il soit allongé derrière sa tête. Si vous étiez agenouillé(e) à côté de lui ou d'elle, reculez-vous afin de pouvoir prendre et étirer son bras vers l'arrière au niveau de son poignet. Vous pouvez aussi soutenir son avant-bras si cela lui est plus agréable (voir photo ci-dessus).

Maintenant, étirez doucement le bras de votre partenaire et, si vous voyez que cela lui fait du bien, accentuez l'étirement vers l'arrière (voir photo ci-dessous).

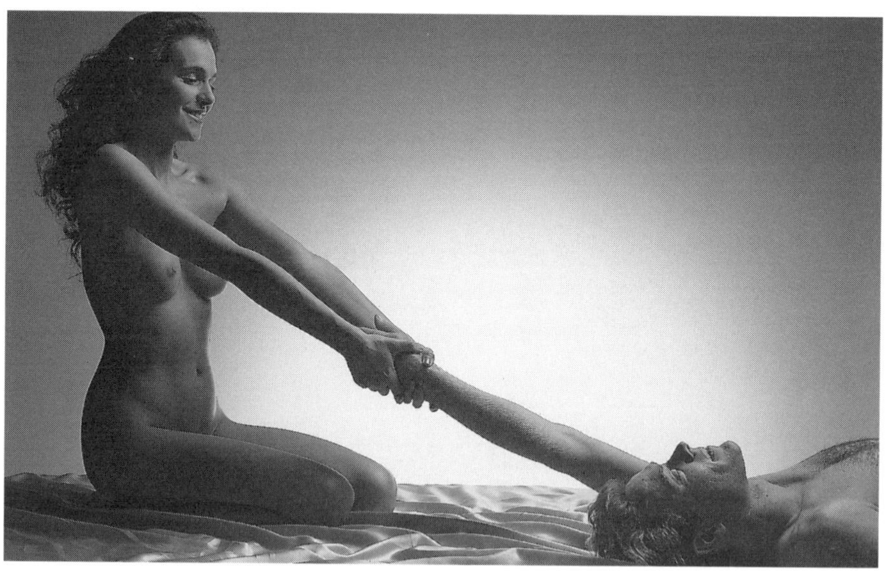

Suite à cet étirement et en tenant toujours son poignet, vous pouvez décrire doucement avec son bras des mouvements circulaires dans l'espace et, de temps en temps, le secouer un peu pour le détendre.

Si vous vous sentez assez fort(e), vous pouvez renforcer la détente de votre partenaire en posant votre autre main sur sa hanche (votre première main tient toujours par le poignet son bras levé), puis en essayant de tirer sa hanche vers le bas tout en continuant de tirer son bras vers le haut, comme si vous vouliez séparer les deux (voir photo ci-dessous). Bien sûr, vous devez vous agenouiller à côté de votre partenaire, à hauteur de sa poitrine, pour donner à votre étirement un maximum d'amplitude.

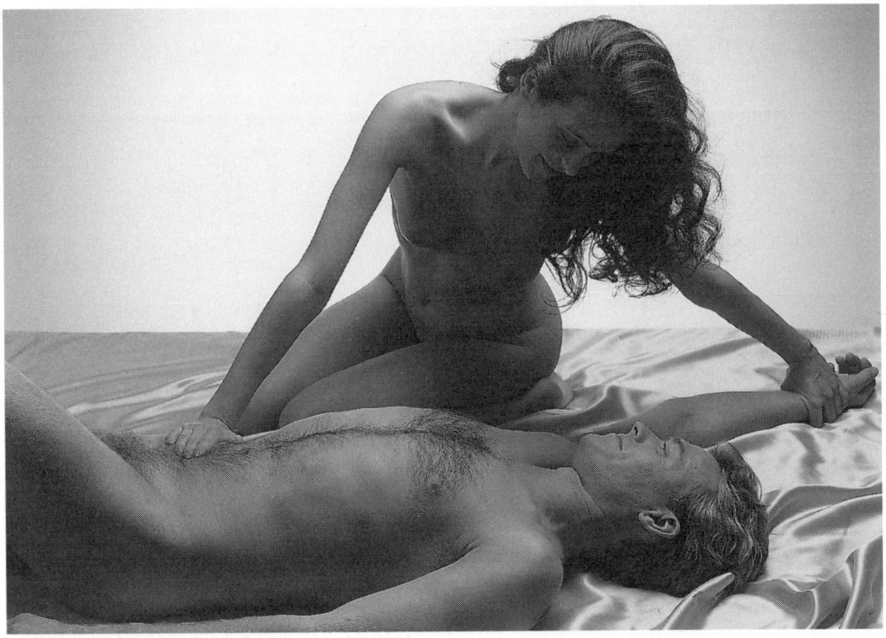

Cet exercice est particulièrement apprécié des hommes qui, en général, ne sont pas aussi souples que les femmes au niveau de la taille et des hanches.

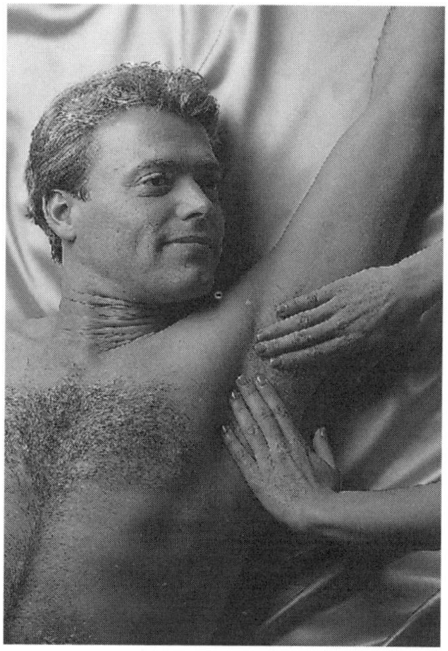

Si votre partenaire n'est pas chatouilleux(se), massez-le(la) au creux des aisselles en exerçant une pression douce (voir photo ci-contre). Ce massage stimule la circulation du sang et de la lymphe, d'autant que cet endroit du corps est riche en vaisseaux lymphatiques. Et n'hésitez pas à utiliser beaucoup d'huile de massage si la pilosité des aisselles est abondante.

Si vous désirez stimuler encore davantage la circulation sanguine au niveau de l'intérieur du bras, posez le tranchant de vos deux mains sur le bras de votre partenaire – à condition que son bras soit toujours levé et que vous soyez assis(e) derrière lui – et frottez-les sur l'ensemble de son bras, comme si vous vouliez faire du feu avec les tranchants de vos mains. Votre partenaire va sentir un échauffement et des picotements agréables dans son bras. D'ailleurs, ce type de massage est appelé par les spécialistes « massage du feu ».

Pour terminer le massage de cette partie du corps et apaiser votre partenaire, effleurez lentement son bras, avec des gestes amples et fluides (voir photo ci-dessous), et reposez-le doucement le long du corps. Il ne vous reste plus qu'à procurer autant de plaisir à l'autre bras…

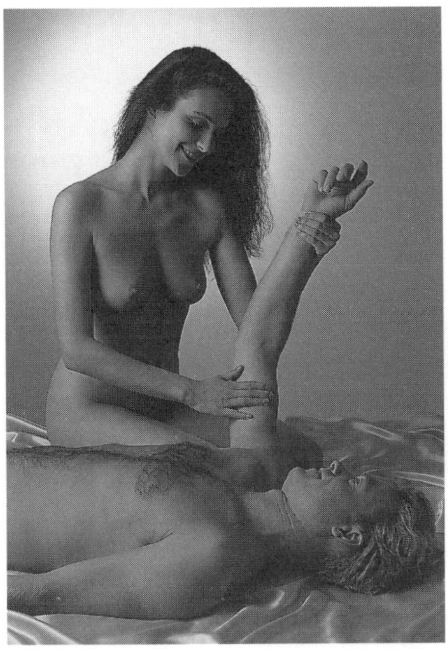

Le massage des mains : la joie de s'abandonner

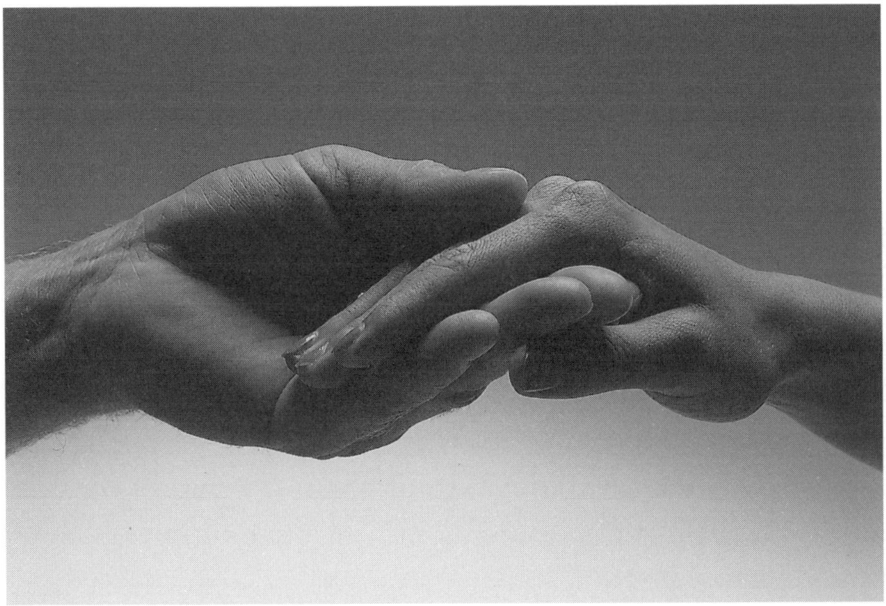

Les mains peuvent caresser et câliner tendrement, aider et guérir, mais aussi serrer avec dureté, être cruelles et tuer. Grâce à nos mains, l'outil suprême, celui qui permet de fabriquer tous les autres outils selon le philosophe grec Aristote, nous avons la possibilité de nous réaliser, de concrétiser nos désirs et nos rêves. Dans la plupart des rituels sociaux nous utilisons nos mains, notamment pour souhaiter la bienvenue et prendre congé. Les mains servent aussi à transmettre des messages, à montrer sa joie et sa sympathie, à afficher sa volonté d'union et de fraternité, à explorer un corps et ses contours, etc.

Le langage de nos mains… tout un poème. Avec notre gestuelle, nous nous dévoilons souvent bien plus que nous le voudrions. Nos mains « disent » si nous nous sentons seuls, si nous voulons tenir l'autre à distance ou si, au contraire, nous recherchons son contact. Si nous avons confiance en nous, si nous accueillons avec curiosité et ouverture le monde qui nous entoure et les expériences qu'il nous propose.

Le mouvement des mains et des extrémités des doigts est commandé par le cerveau. Des milliers de corps tactiles, de nombreux os, ainsi que des tissus conjonctifs et des muscles d'une grande souplesse contribuent à donner à nos mains leur sensibilité et leur dextérité extraordinaires, à faire d'elles un outil polyvalent, un instrument aux talents multiples… dont celui de masser.

Comme les bras, les mains ne sont pas des « appendices » d'une importance négligeable. Par leur sensibilité extrême, elles sont réceptives aux messages les plus subtils… et aux massages les plus tendres.

Bien que la peau des mains soit assez sèche, n'utilisez qu'une faible quantité de crème ou d'huile de massage. Les muscles de nos mains, constamment sollicités lorsque nous sommes en état d'éveil, sont très souples. Agenouillez-vous ou mettez-vous debout à côté de votre partenaire dont les bras, et donc les mains, reposent le long du corps. Prenez l'une de ses mains, celle que vous voulez, et commencez par lui masser le dos de la main (sa paume étant, bien sûr, tournée vers le bas). Par exemple, tenez-lui sa main dans votre main droite et, avec votre main gauche, massez-lui doucement les tendons (voir photo ci-contre).

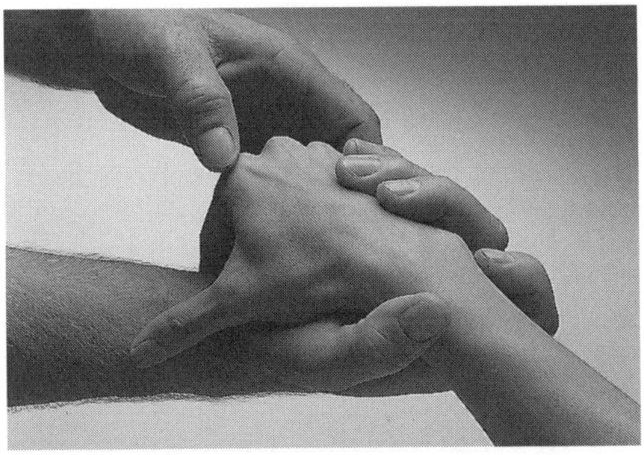

Imaginez que ses tendons sont des montagnes et les espaces qui les séparent des vallées profondes. Avec l'extrémité de vos pouces, parcourez les « vallées » les unes après les autres (voir photo ci-contre). Plus votre toucher sera doux, plus la réaction de votre partenaire sera positive. Si c'est la première fois que vous lui faites un massage de ce type, il(elle) découvrira avec étonnement les doux frissons qui parcourent son corps sous vos caresses.

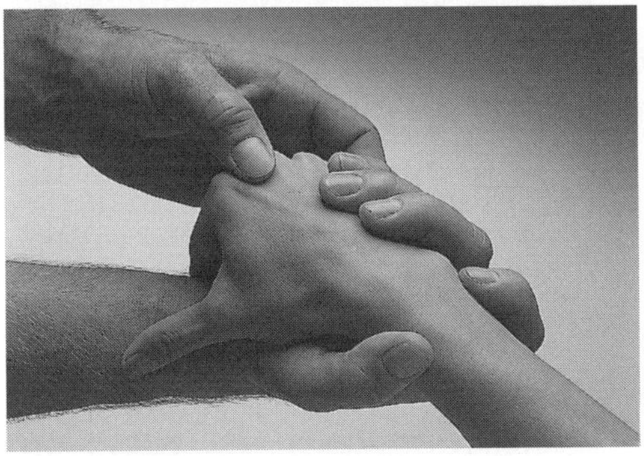

Exercez des pressions sur les espaces interdigitaux situés au bout des « vallées » (voir photo à gauche ci-dessous) afin de stimuler la circulation lymphatique. D'après la réflexologie palmaire – les mains, comme les pieds, comportent des zones réflexes en relation avec les organes et les fonctions de l'organisme –, des points importants qui favorisent la circulation des énergies du corps sont situés à cet endroit. En maintenant chaque pression quelques secondes, vous pouvez débloquer les énergies de votre partenaire et lui redonner toute sa vitalité.

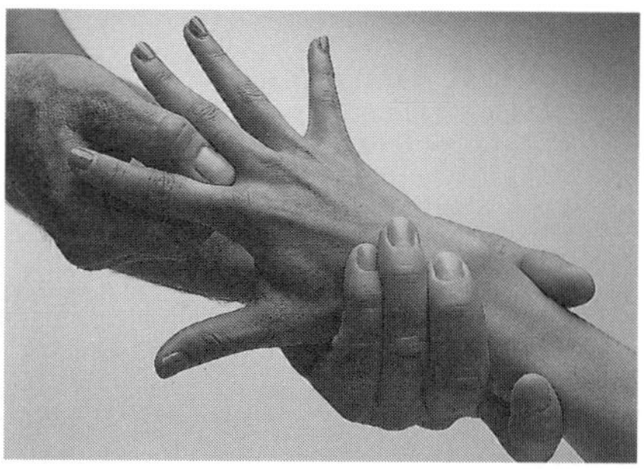

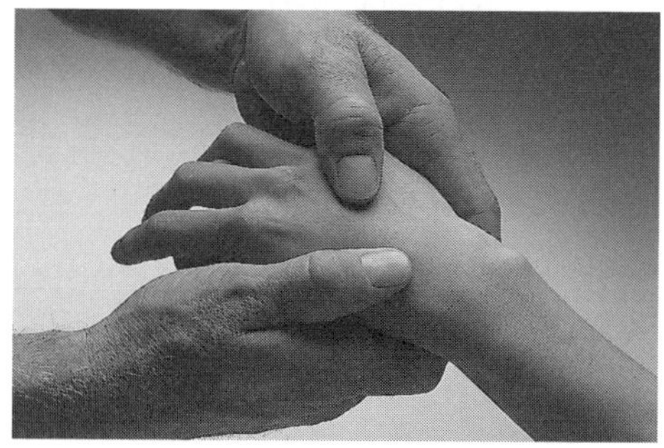

Maintenant, effectuez des mouvements circulaires du bout des pouces sur le dos de la main de votre partenaire (voir photo à droite ci-dessus). Commencez par des petits cercles animés d'une pression légère au centre du dos de la main, puis agrandissez-les progressivement jusqu'au poignet en renforçant la pression. Vous serez étonné(e) de sentir avec quelle souplesse, quelle élasticité les nombreux petits os du dos de la main réagissent à votre toucher.

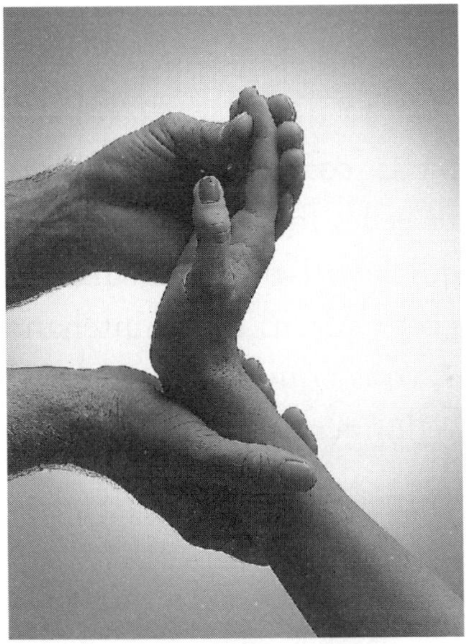

Vous constaterez une souplesse identique avec les rotations des poignets. D'une main, saisissez l'avant-bras de votre partenaire et, de l'autre, décrivez des cercles avec sa main (voir photo ci-contre) – cinq fois à gauche et cinq fois à droite. Cet exercice se révèle particulièrement bénéfique pour les personnes qui écrivent beaucoup, généralement en se crispant.

À présent, tournez sa paume de main vers le plafond. En appuyant avec le bout de vos pouces, pétrissez vigoureusement sa paume, de la naissance des doigts jusqu'au poignet (voir photo ci-contre), puis effectuez des mouvements circulaires (voir photo en haut à gauche de la page suivante). Toutefois, les rotations dans la paume doivent être plus douces que celles sur le dos de la main. Continuez par un massage

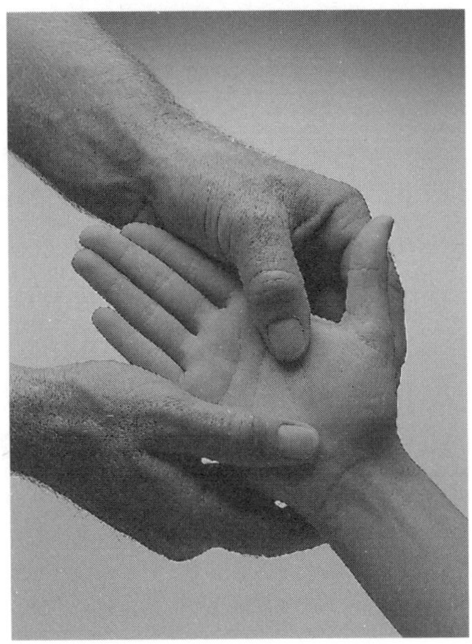

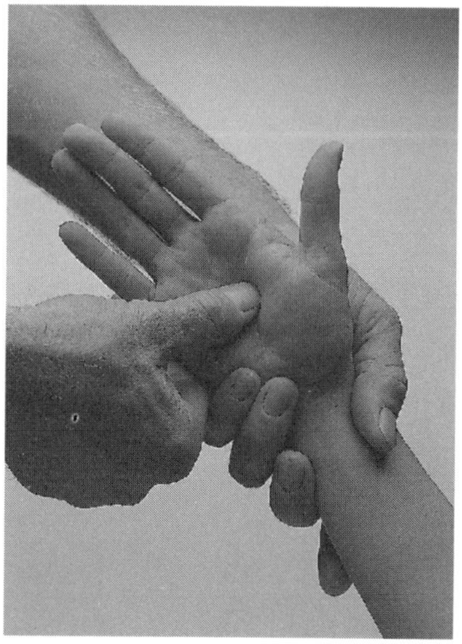

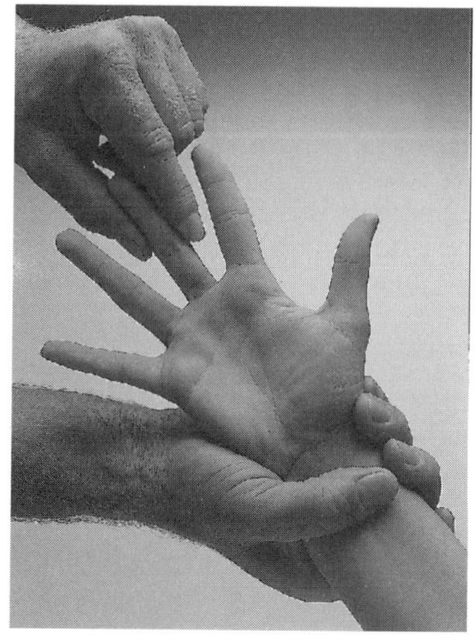

doux des doigts à partir des espaces interdigitaux jusqu'aux extrémités, puis des extrémités vers les espaces interdigitaux (voir photo à droite ci-dessus). Pour cela, saisissez le doigt de votre partenaire entre le pouce et l'index ou le majeur.

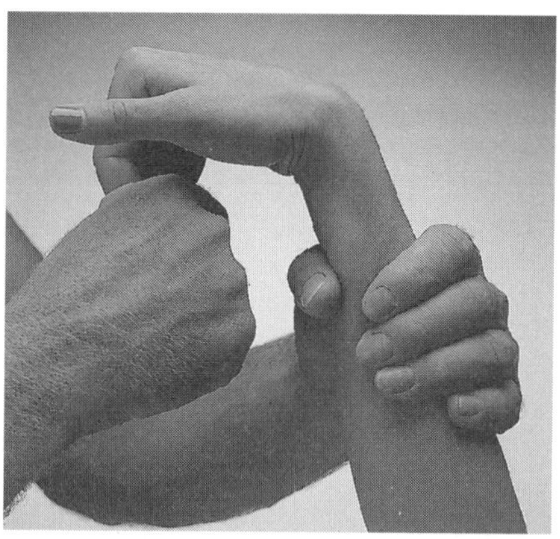

La main de votre partenaire est maintenant prête pour des flexions et des extensions à partir du poignet (voir photo ci-contre). N'hésitez pas à la courber dans les deux sens jusqu'au maximum de sa souplesse. Ne vous inquiétez pas, cela ne fait absolument pas mal. Les muscles de l'avant-bras, plus ou

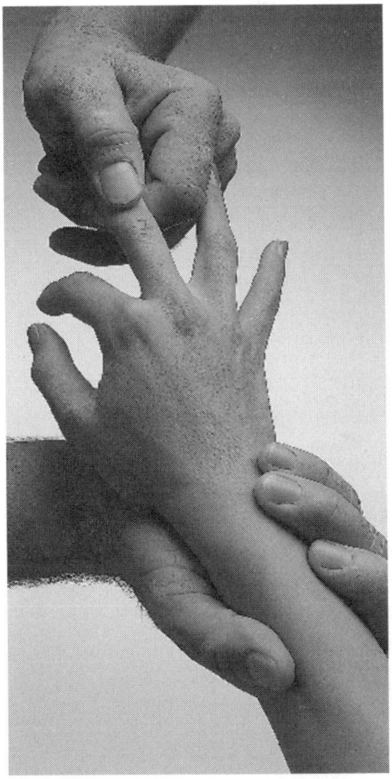

moins sollicités selon les professions et l'état de stress des individus, profitent également de cet exercice d'assouplissement.

Pour obtenir une détente maximale, procédez à un massage des doigts, un par un (voir photo ci-contre).

Commencez par le pouce ou le petit doigt – à vous, d'un commun accord avec votre partenaire, de choisir. Le massage des doigts peut être pratiqué avec différents gestes : pression, pétrissage, frottement ou rotation.

Les doigts, qui jouent pourtant un rôle central dans notre vie, bénéficient rarement d'une attention aussi soutenue. Vous verrez, à la réaction de votre partenaire, à quel point le massage complet de la main procure une relaxation incomparable.

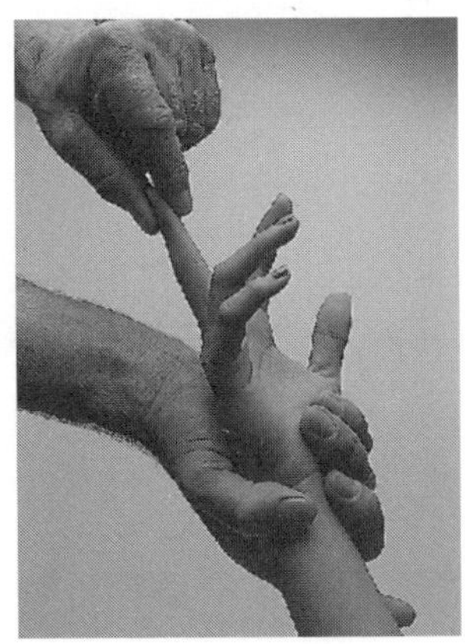

Un massage de la main se termine toujours par un étirement des doigts (voir photo ci-contre). Saisissez chaque doigt entre votre pouce et votre index ou votre majeur et étirez-le avec précaution jusqu'à ce que vous rencontriez une résistance. Des gestes paisibles et fluides seront très agréables à votre partenaire. Après avoir étiré ses cinq doigts, appliquez votre paume bien chaude sur le dos de sa main pendant quelques instants (voir photo ci-dessous). Laissez tous les sentiments que vous éprouvez pour lui(elle) s'écouler de votre main à sa main avant de lui masser l'autre main.

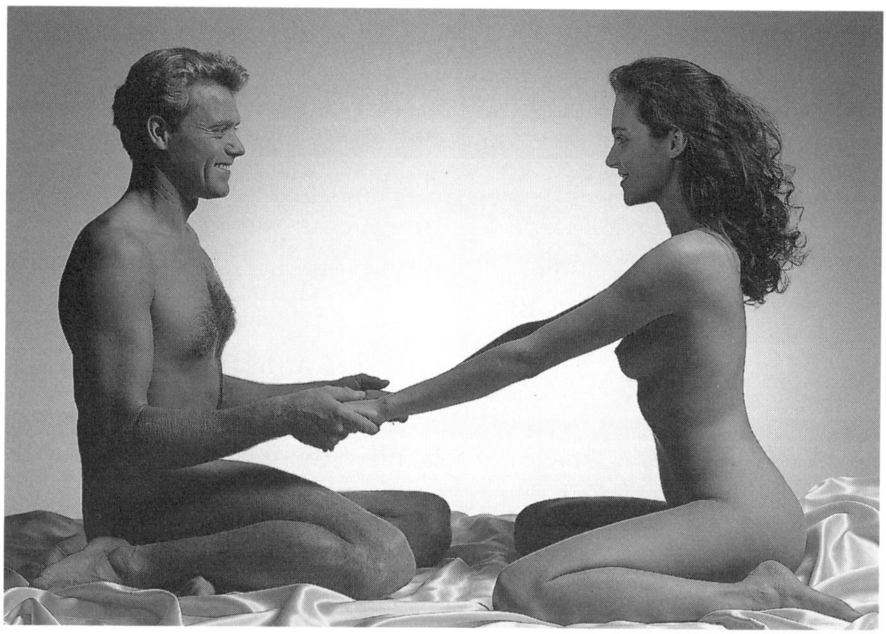

Les bienfaits du massage du visage, du cou et du cuir chevelu

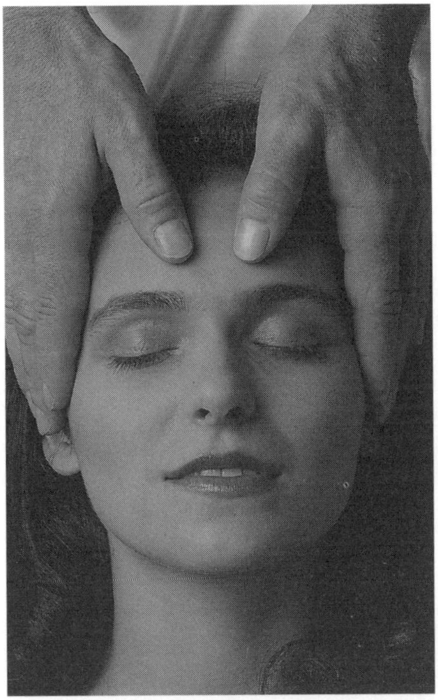

Dans le monde occidental, la plupart des individus vivent presque exclusivement « avec leur tête », c'est-à-dire qu'ils pensent devoir se maîtriser constamment, donner d'eux-mêmes une image contrôlée et disciplinée en toutes circonstances. Au lieu que nos émotions et nos sentiments s'expriment librement et instinctivement, ils sont immédiatement enregistrés par le cerveau où ils sont jugés avec méfiance et, souvent, condamnés. S'ils sont mal venus ou ne correspondent pas à l'image que nous voulons avoir et donner de nous, ils sont aussitôt refoulés. Rien d'étonnant donc à ce que cette rationalisation constante soit contraire à la détente du visage, du cou, de la nuque et du cuir chevelu.

Un visage constamment tendu n'est généralement pas beau à voir. En revanche, des traits détendus donnent une impression d'harmonie, de rayonnement intérieur. Celui ou celle qui a découvert les plaisirs et les bienfaits d'un massage du visage et de la tête ne pourra plus s'en passer. La relaxation profonde qu'il procure agit autant sur le psychisme que sur l'aspect physique. Plus vous êtes détendu(e), plus vous irradiez de beauté. Seuls une séance de sauna ou un bain de soleil peuvent induire un tel relâchement.

Si vous envisagez de masser le visage de votre partenaire pour la première fois, vous ne vous sentez peut-être pas trop sûr(e) de vous, craignant sans doute de ne pas manipuler correctement cet endroit si sensible. Pourtant, les mêmes principes de base s'appliquent ici : si vous focalisez votre attention sur votre partenaire, si vous écoutez le rythme de sa respiration, si vous sentez avec vos mains ce qui lui fait du bien et ce qu'il(elle) aime moins, vous ne commettrez aucune erreur. Votre sensibilité et votre réceptivité sont vos meilleures alliées.

Commencez par le massage du visage. La détente du visage est la meilleure préparation à la détente des muscles du cou et de la nuque. Comme pour le massage des mains, utilisez juste ce qu'il faut d'huile ou de crème pour que vos mains glissent facilement. Mais, au préalable, demandez toujours à votre partenaire s'il(elle) ne préfère pas être massé(e) avec une crème pour le visage qu'il(elle) utilise régulièrement. En effet, les huiles essentielles et les substances odorantes contenues dans les huiles de massage peu-

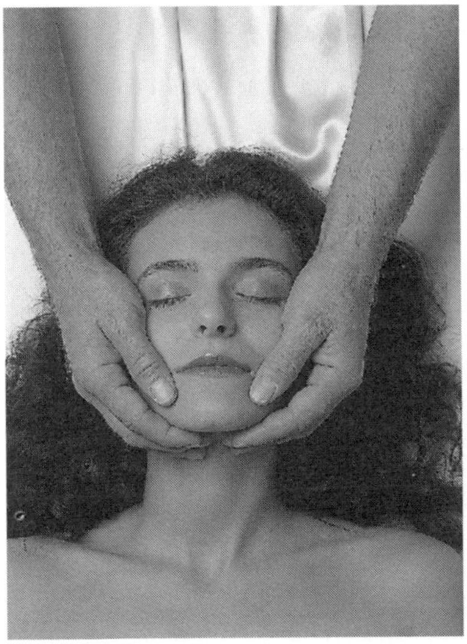

vent provoquer des réactions allergiques, surtout sur les peaux sensibles. Si votre partenaire féminine est maquillée, vous pouvez lui ôter doucement son maquillage à l'aide d'un coton imbibé de lait démaquillant. Agenouillez-vous à côté d'elle ou, encore mieux, derrière sa tête. Vous pouvez également vous asseoir par terre avec quelques coussins dans le dos, allonger vos jambes et poser sa tête sur vos cuisses.

La plus belle entrée en matière : explorez, du bout des doigts, le visage de votre partenaire (voir photo ci-dessus). Faites glisser délicatement vos doigts sur ses joues, ses tempes, ses lèvres, son nez, son front, son menton, ses oreilles, ses paupières et le contour de ses yeux pour vous imprégner de leurs reliefs. Caressez ainsi l'ensemble

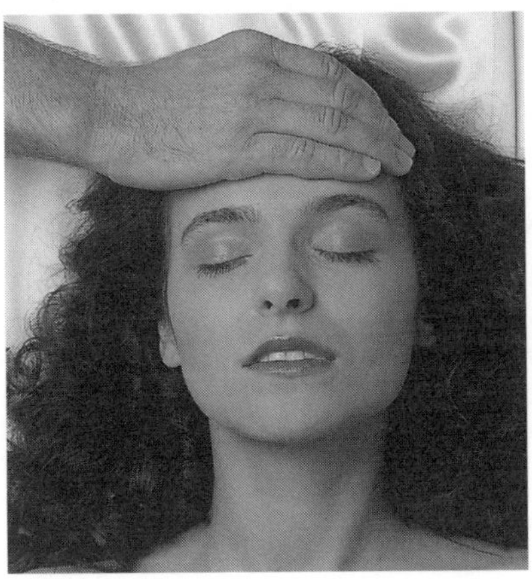

de son visage, familiarisez vos mains avec ses contours. Puis appliquez vos paumes à tour de rôle sur son front (voir photo ci-contre) en exerçant une légère pression pour lui communiquer votre chaleur.

Maintenant, massez son front avec l'extrémité de vos pouces (voir

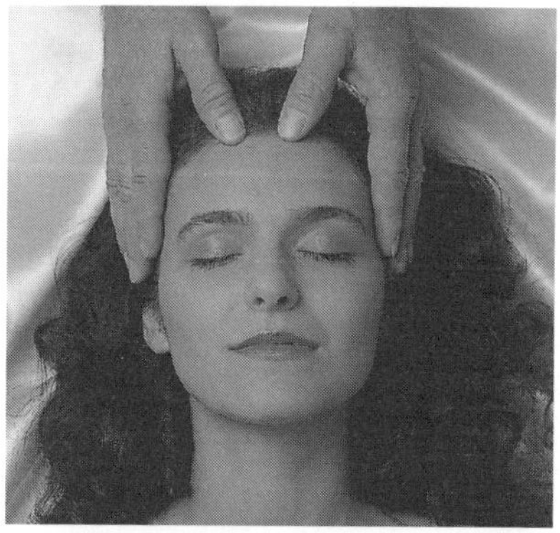

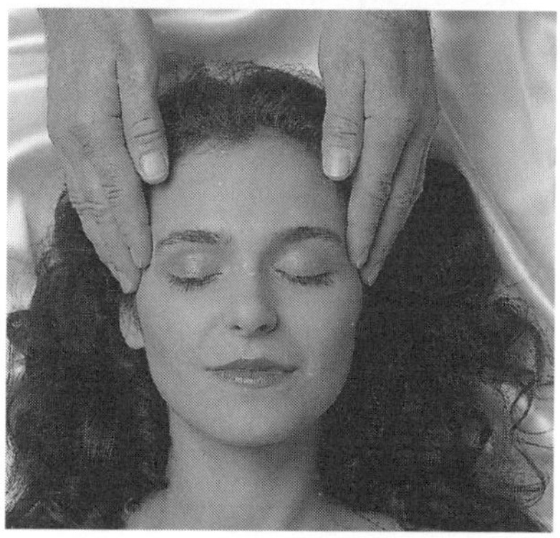

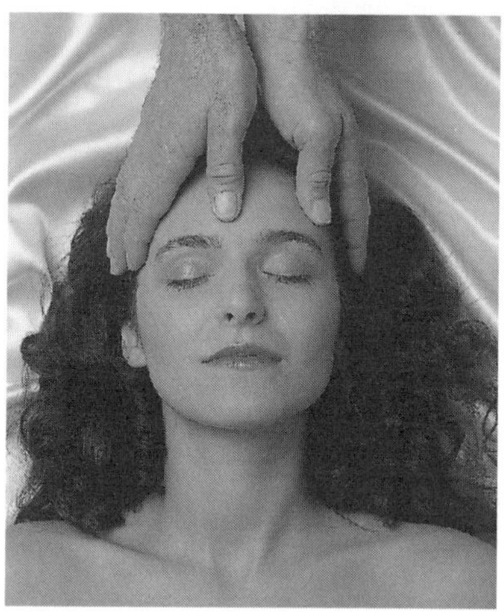

photo ci-contre). Effectuez des petits cercles de l'intérieur vers l'extérieur, c'est-à-dire de la racine du nez et des sourcils jusqu'à la naissance des cheveux. Ensuite, massez doucement son front et ses tempes dans le sens vertical, de bas en haut, puis de haut en bas (voir photo au milieu ci-contre). Continuez à lui masser le front avec vos pouces, mais cette fois dans le sens horizontal, du milieu du front vers les tempes (voir en bas ci-contre). Ce lissage des rides du front est jugé très agréable et très détendant.

Attardez-vous sur ce qu'on appelle la « ride du lion », située entre les sourcils (voir photo en haut à droite de la page suivante). Terminez cette partie du massage par une pression du front (voir photo en haut à gauche de la page suivante) : appliquez votre paume sur le front de votre partenaire et renforcez légèrement la pression en posant l'autre main par-dessus (voir photo en haut à droite de la page suivante).

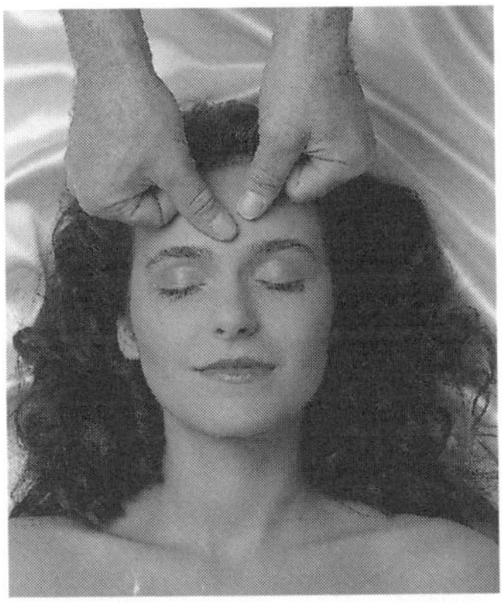

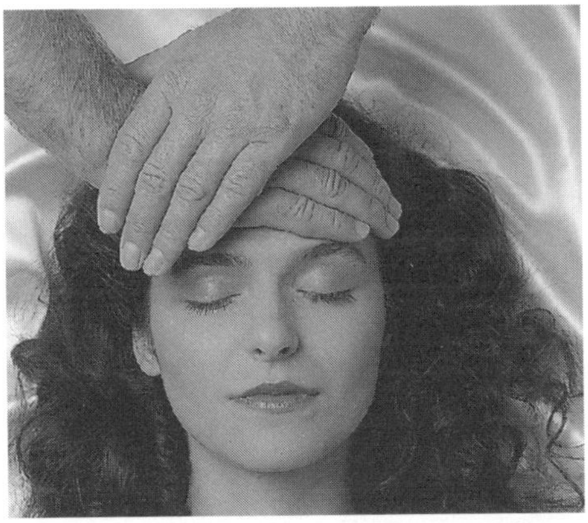

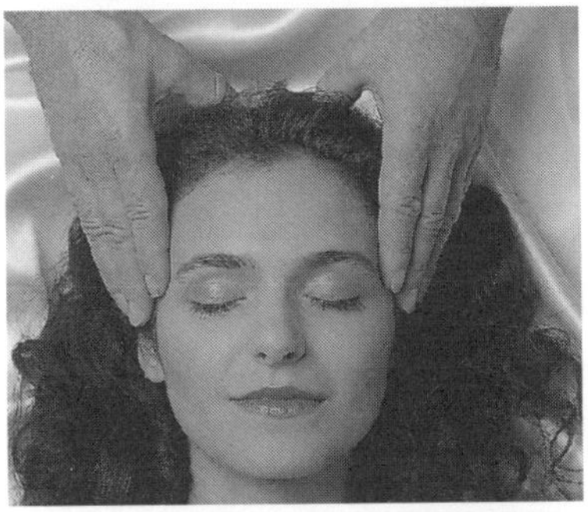

Effectuez de petits massages circulaires sur ses tempes et ses joues, puis décrivez des boucles en forme de huit (voir photo ci-contre).

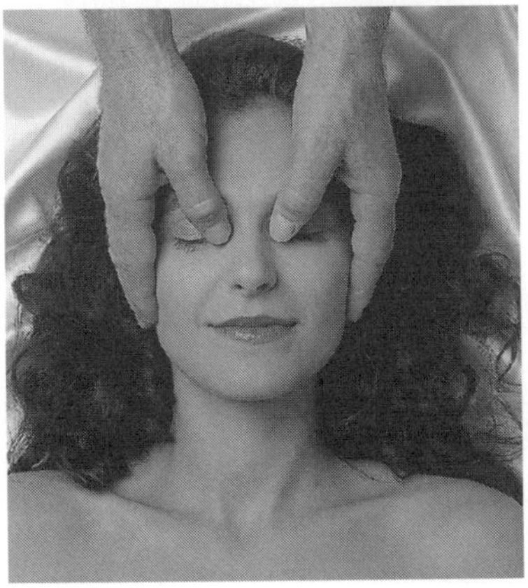

Le massage suivant réclame une délicatesse particulière : demandez à votre partenaire de fermer les yeux pour lui masser la peau des paupières, extrêmement fine, et les globes oculaires, avec la plus grande douceur (voir photo ci-contre). Demandez-lui ce qu'il(elle) ressent et si la pression n'est pas trop forte.

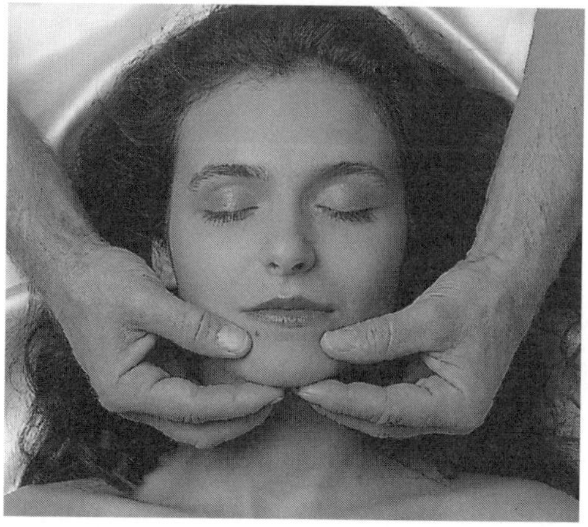

Ensuite, massez-lui les mâchoires depuis le milieu du menton jusqu'aux joues et aux oreilles (voir photo ci-contre). Votre geste doit être ample. Essayez aussi de lui malaxer doucement les lobes : il(elle) ressentira une sensation merveilleuse de chaleur et de bien-être.

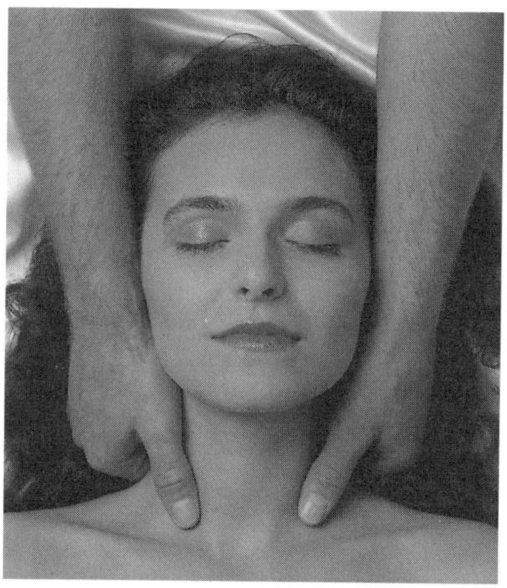

Maintenant, enveloppez le cou de votre partenaire et pratiquez un effleurage des deux mains de la naissance du cou jusqu'au menton, puis en redescendant (voir photo ci-contre). Tournez-lui doucement la tête pour effleurer la partie latérale de son cou, c'est-à-dire entre le milieu du cou et la naissance des cheveux (voir photo de la page 105), avec vos pouces ou l'ensemble de votre paume.

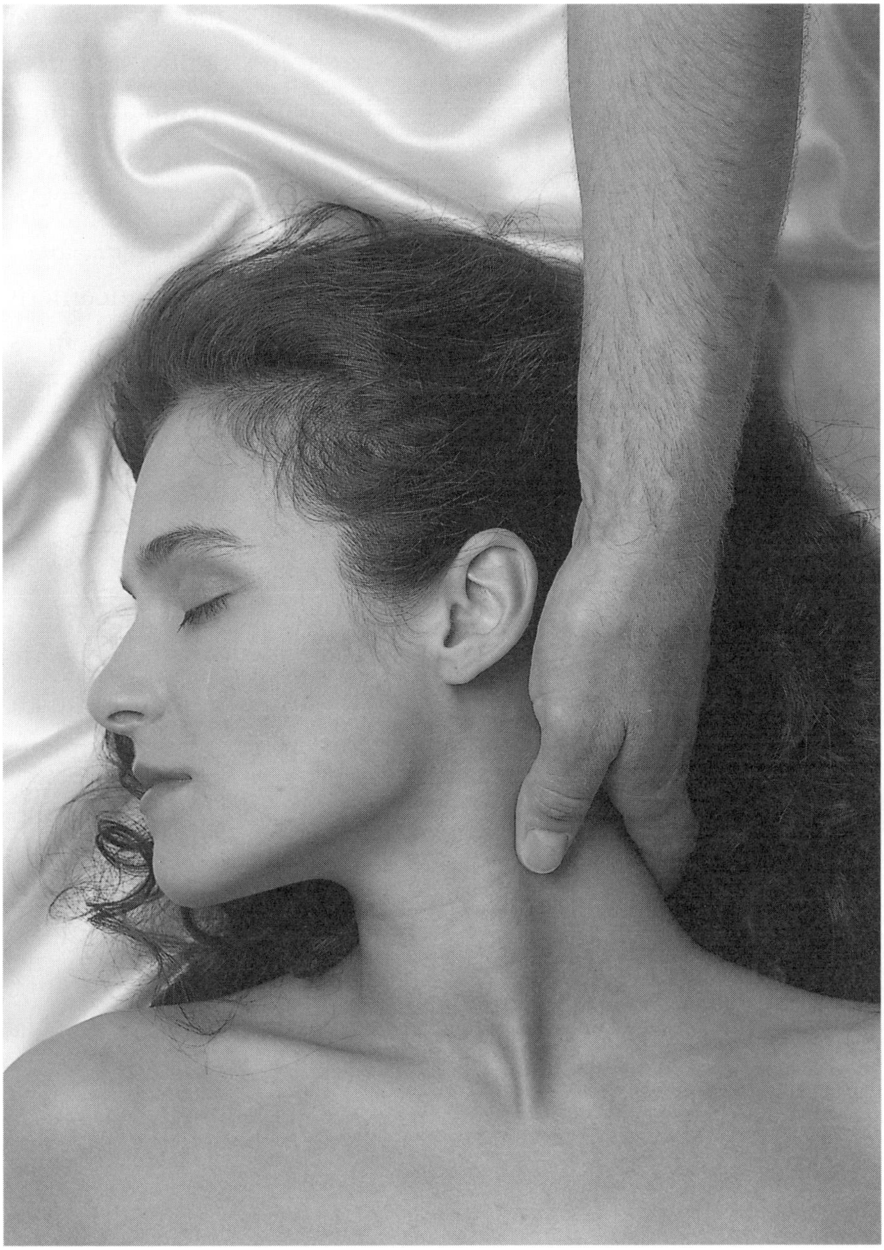

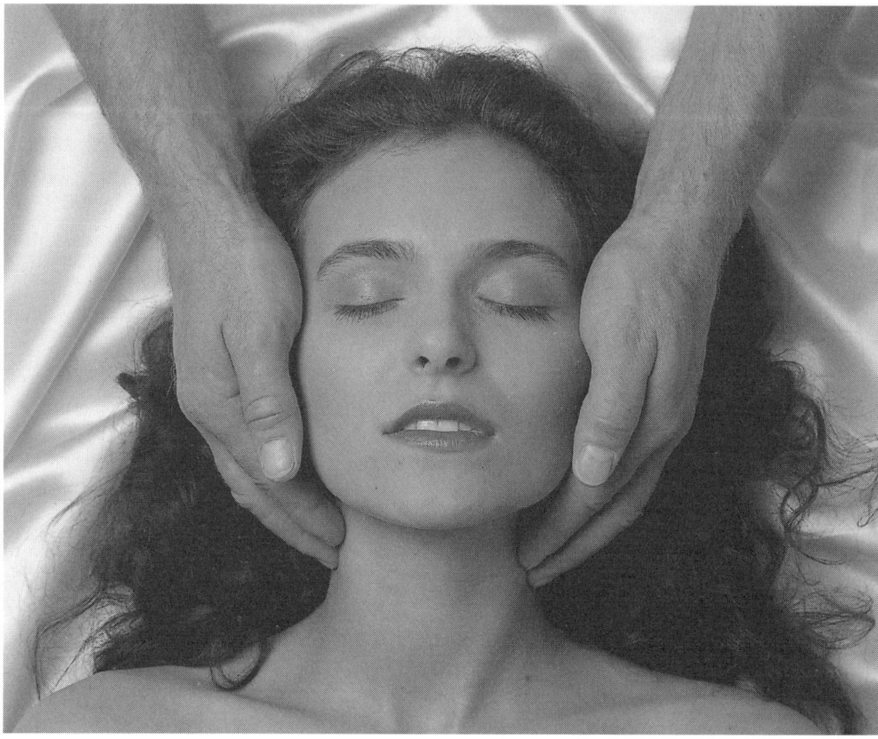

Passez au massage de détente de la nuque, une partie du corps souvent crispée. Appliquez vos deux mains sous la nuque de votre partenaire, paumes vers le haut. Repliez légèrement le bout de vos doigts pour tapoter l'ensemble de sa nuque, jusqu'à la colonne vertébrale (voir photo ci-dessus). À présent, effectuez des pressions du bout des doigts que vous maintenez pendant quelques secondes. Si votre partenaire n'y voit pas d'objection, montez jusqu'à la naissance de ses cheveux (voir photo en haut à gauche de la page suivante).

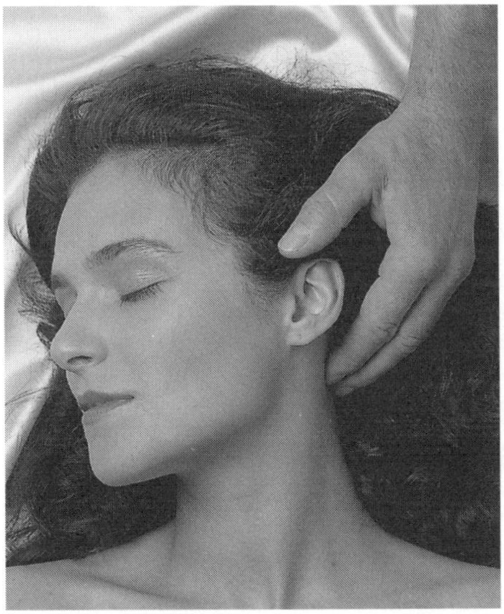

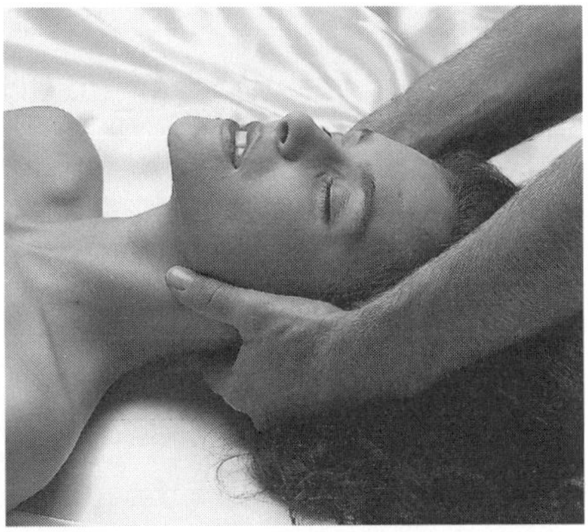

Pour le massage suivant, la sensibilité de l'extrémité de vos doigts est essentielle : en posant vos mains sous la nuque de votre partenaire, tirez doucement sa tête vers vous (voir photo à droite ci-dessus). Cet étirement est particulièrement bénéfique aux vertèbres cervicales qui, surtout si vous exercez une activité assise, sont souvent tassées, voire comprimées, et peuvent provoquer des douleurs. Mais, surtout, soyez prudent(e) : il ne s'agit pas d'un tour de force, mais d'un étirement en douceur.

Le massage du cuir chevelu, lui, ne nécessite généralement aucune huile de massage. Mais si votre partenaire a envie d'une huile adaptée aux soins du cuir chevelu, rien ne vous empêche de la lui appliquer. Appliquez vos doigts légèrement écartés sur le sommet de son crâne et effectuez des mouvements circulaires, comme si vous lui faisiez un shampooing, en alternant avec des vibrations pour faire bouger le cuir chevelu et l'assouplir (voir photo ci-dessous). Bien sûr, évitez de tirer sur la racine des cheveux.

Ce shampooing fictif, qui malaxe et fait vibrer le cuir chevelu, fera frissonner de plaisir votre partenaire.

Pour terminer le massage du visage, du cou et du cuir chevelu, enveloppez la tête de votre partenaire en appliquant vos paumes sur les côtés de son visage (voir photo de la page suivante) – cela vous procurera à tous les deux un sentiment de sécurité, d'intimité, de tendresse et de chaleur.

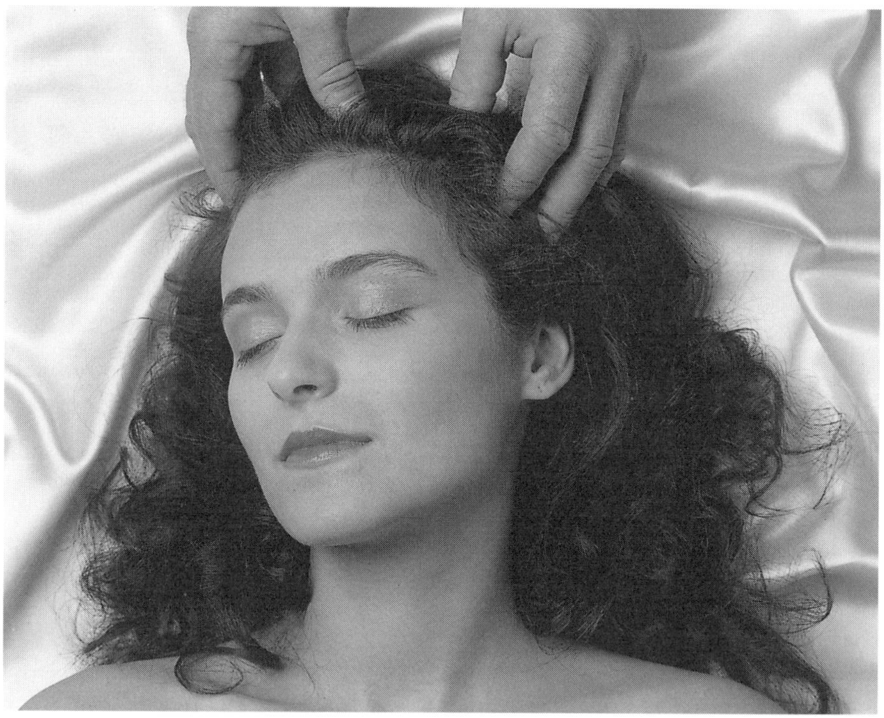

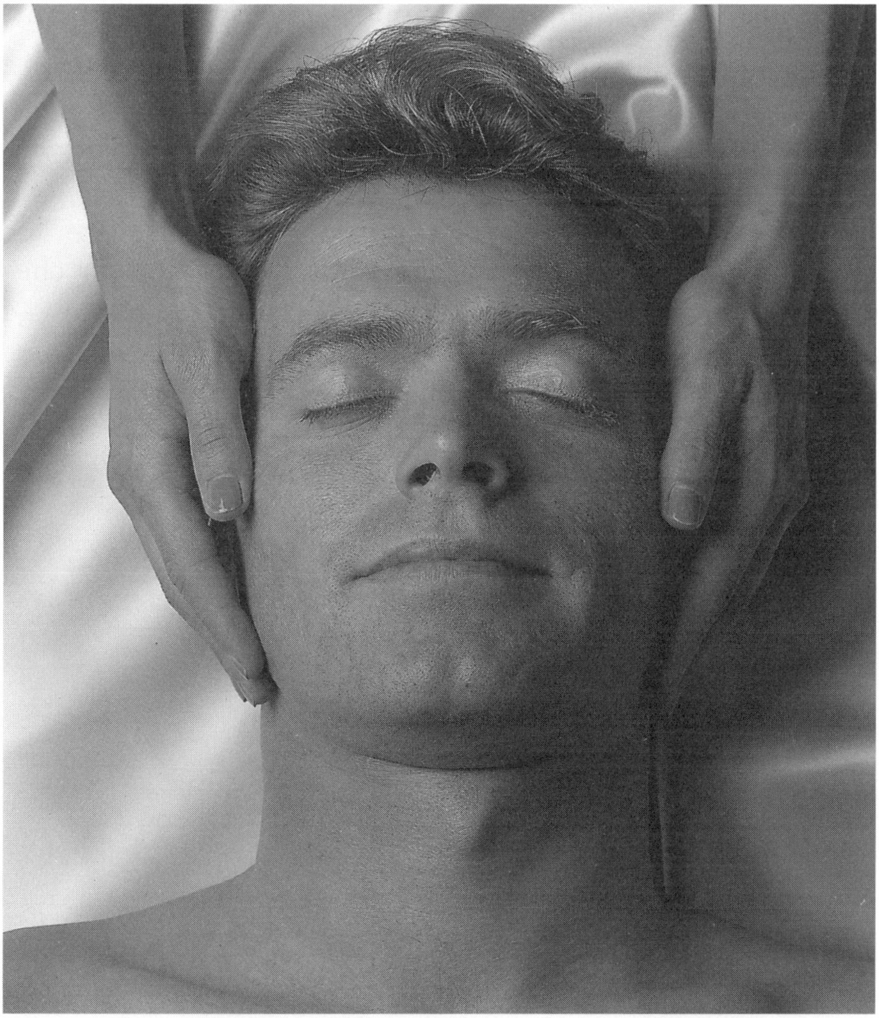

Les caresses du dos et des fesses : pour un plaisir total

« Si ton dos va bien, ton psychisme et ton mental iront bien » – c'est avec ces mots qu'un masseur professionnel rencontré lors de mon dernier voyage au Tibet a entamé sa séance de massage du dos. Et je ne les oublierai jamais. Ce Tibétain lisait dans mon dos comme dans un livre ouvert, me parlait de mes expériences, d'événements de ma vie et de mes émotions. « Ton dos est souple au toucher, tu es en harmonie avec toi-même, tu peux être généreuse et large d'esprit. Mais les muscles de ta nuque. Que s'est-il passé ? Ils sont durs et contractés, contrairement au reste de ton corps. Laisse-toi aller, lâche prise ! »

Au moment où il me massait, je n'avais absolument pas mal, bien sûr. Mais quelques semaines plus tard, de retour chez moi et à ma table de travail, j'ai ressenti de nouveau des tensions en haut du dos et dans les épaules – des douleurs consécutives aux nombreuses heures que j'avais passées à travailler, assise, sur un manuscrit. Heureusement, il existe toujours de bons masseurs et des partenaires compréhensifs pour remédier à la situation par un massage professionnel ou de bien-être.

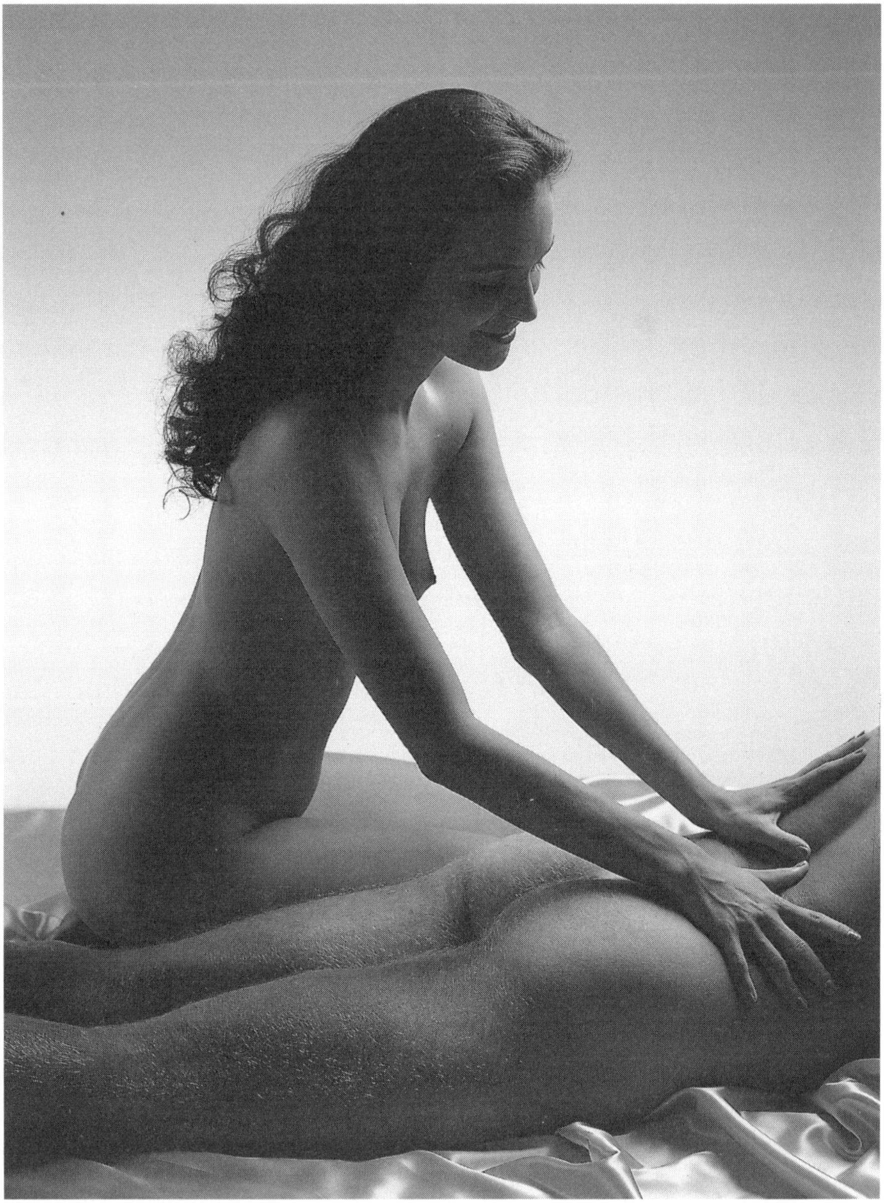

Le dos et la colonne vertébrale sont le centre de notre vitalité et de notre énergie. C'est d'abord là que se font jour les tensions émotionnelles, le stress accumulé et la fatigue physique. L'état de la colonne et de la musculature qui l'entoure renseigne sur les dispositions psychiques d'une personne et l'état physique de ses organes.

Si vous prenez conscience de tout cela, vous allez consacrer une attention particulière et, surtout, suffisamment de temps au dos de votre partenaire. Non pas parce que le dos constitue une vaste surface à masser, mais parce qu'il joue un rôle primordial dans la vie des individus.

Il n'y a rien d'étonnant à ce que le massage des fesses soit inclus dans le massage du dos. Pas seulement à l'occasion d'un massage intime, mais aussi dans le cadre des massages professionnels de l'ensemble du corps. Les fesses sont constituées de nombreux muscles et tissus conjonctifs qui réagissent particulièrement bien aux techniques de massage. Le massage des vertèbres lombaires et du coccyx se révèle particulièrement détendant pour les personnes qui restent beaucoup assises dans leur métier. Et met de bonne humeur, je vous l'assure !

Votre partenaire est allongé(e) sur le ventre. Enduisez vos mains d'une bonne quantité de crème ou d'huile de massage et commencez par un effleurage ample et étendu à partir des chevilles. Saisissez des deux mains les mollets et les cuisses pour effectuer un effleurage ascendant suffisamment vigoureux (voir photo en haut de la page suivante), puis redescendez jusqu'aux

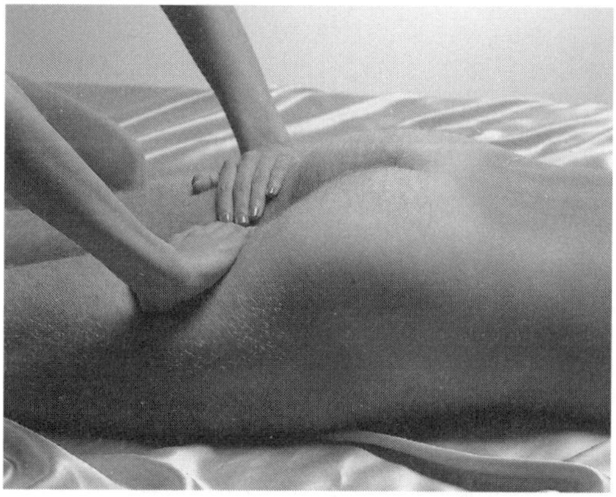

talons tout en douceur. N'oubliez pas que la pression exercée à l'aller doit être forte et au retour beaucoup plus légère.

Passez maintenant au massage des fesses proprement dit. Si vous massez votre partenaire debout, placez-vous à côté de lui ou d'elle, à hauteur de ses fessiers (voir photo ci dessous). Si vous le(la) massez au sol, agenouillez-vous entre ses jambes ou au-dessus (voir photo en haut de la page suivante).

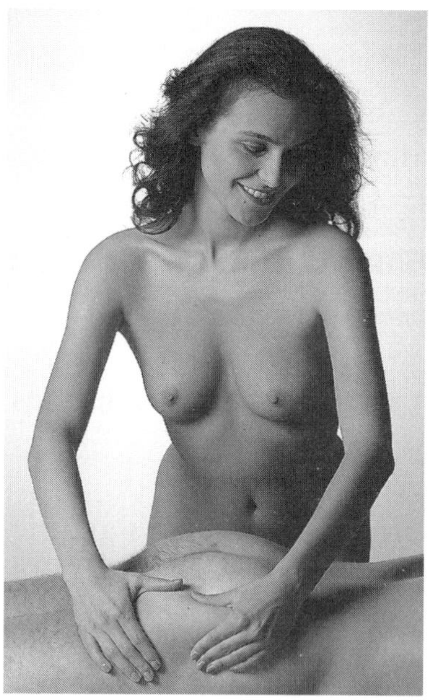

Vous pouvez investir toute votre énergie, car les fesses sont des parties charnues qui supportent – et apprécient beaucoup – les pétrissages, tapotements et percussions vigoureux. Plus les fesses sont volumineuses, plus votre massage doit être puissant. Serrez vos poings et pétrissez avec force les fesses de votre partenaire. Si vous souhaitez renforcer l'irrigation sanguine à cet endroit, vous pouvez appliquer vos

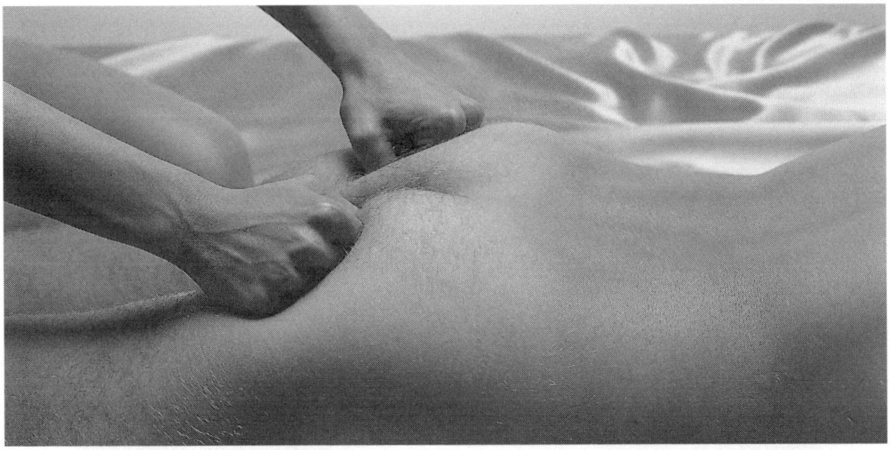

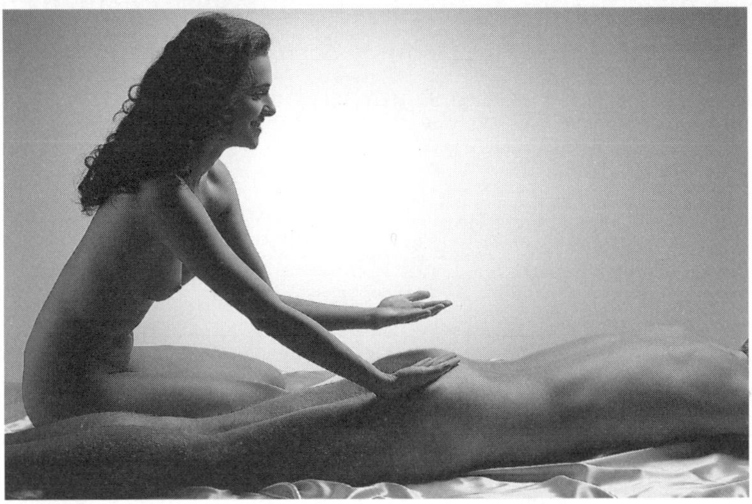

poings serrés sur la zone à masser et effectuer des cercles des poignets dans un sens, puis dans l'autre.

Vous pouvez aussi tapoter toute la surface de ses fesses avec le dos de vos mains (voir photo ci-dessus) – vous procurerez à votre partenaire un plaisir insoupçonné dans la partie

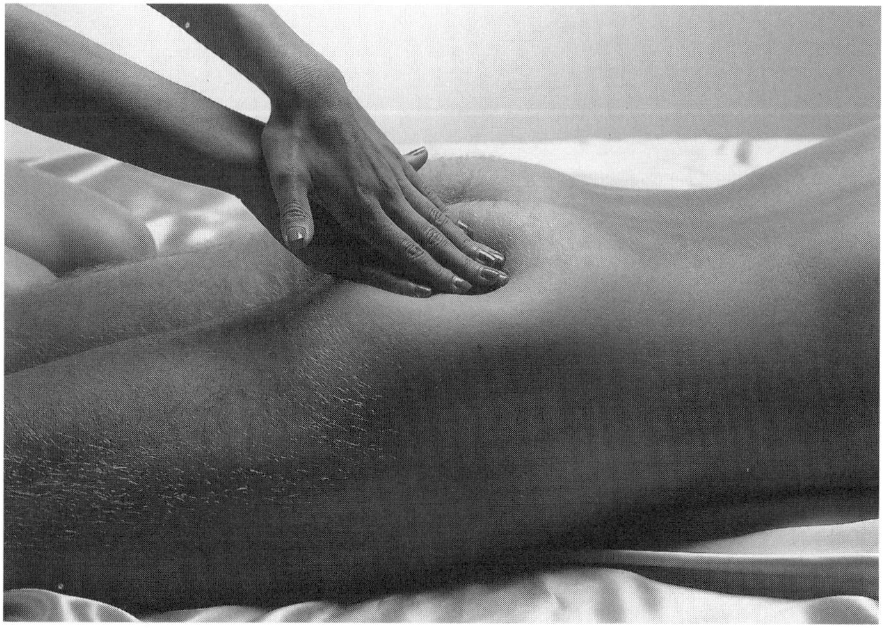

inférieure de son corps et une formidable sensation de chaleur qui se diffuse partout…

Maintenant, posez une paume de main sur une fesse, l'autre par-dessus (voir photo ci-dessus) et décrivez des mouvements circulaires des deux mains, du haut des cuisses jusqu'à la taille.

Avant de lui masser la taille, effleurez ses deux fesses du milieu vers l'extérieur en les massant avec vos deux mains tête-bêche (voir photo de gauche page suivante). Cela stimule efficacement la circulation sanguine.

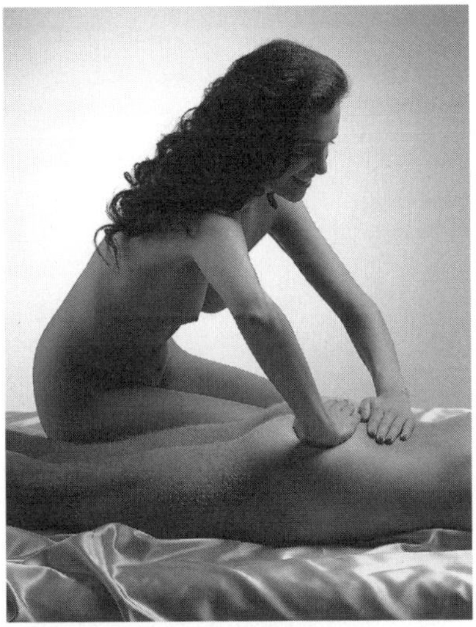 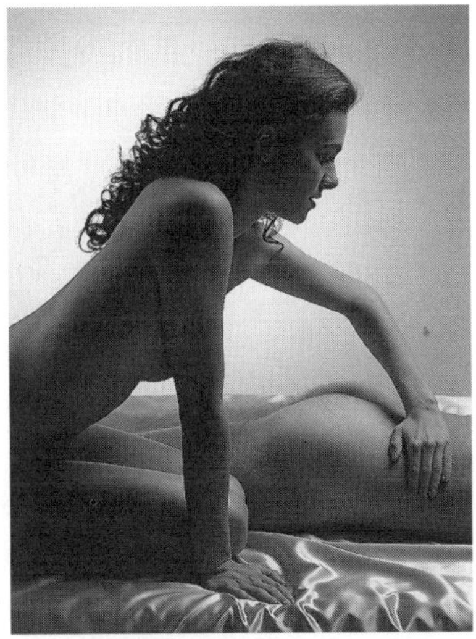

Pour lui masser la taille, ouvrez largement vos mains et pratiquez un effleurage paisible et rythmé, perpendiculaire à la colonne vertébrale, de gauche à droite avec la paume (voir photo à droite ci-dessus) et de droite à gauche avec le dos de la main (voir photo de gauche page 119).

Si votre partenaire n'est pas trop chatouilleux(se) et si sa taille est suffisamment souple, vous pouvez pétrir énergiquement sa taille et ses hanches avec de petits mouvements circulaires (voir photo de droite page 119), puis les effleurer tranquillement, les mains à plat, du centre vers l'extérieur.

Avant de passer au massage du dos, enduisez de nouveau abondamment vos mains d'huile ou de crème, cette partie du corps réclamant des mains qui glissent particulièrement bien.

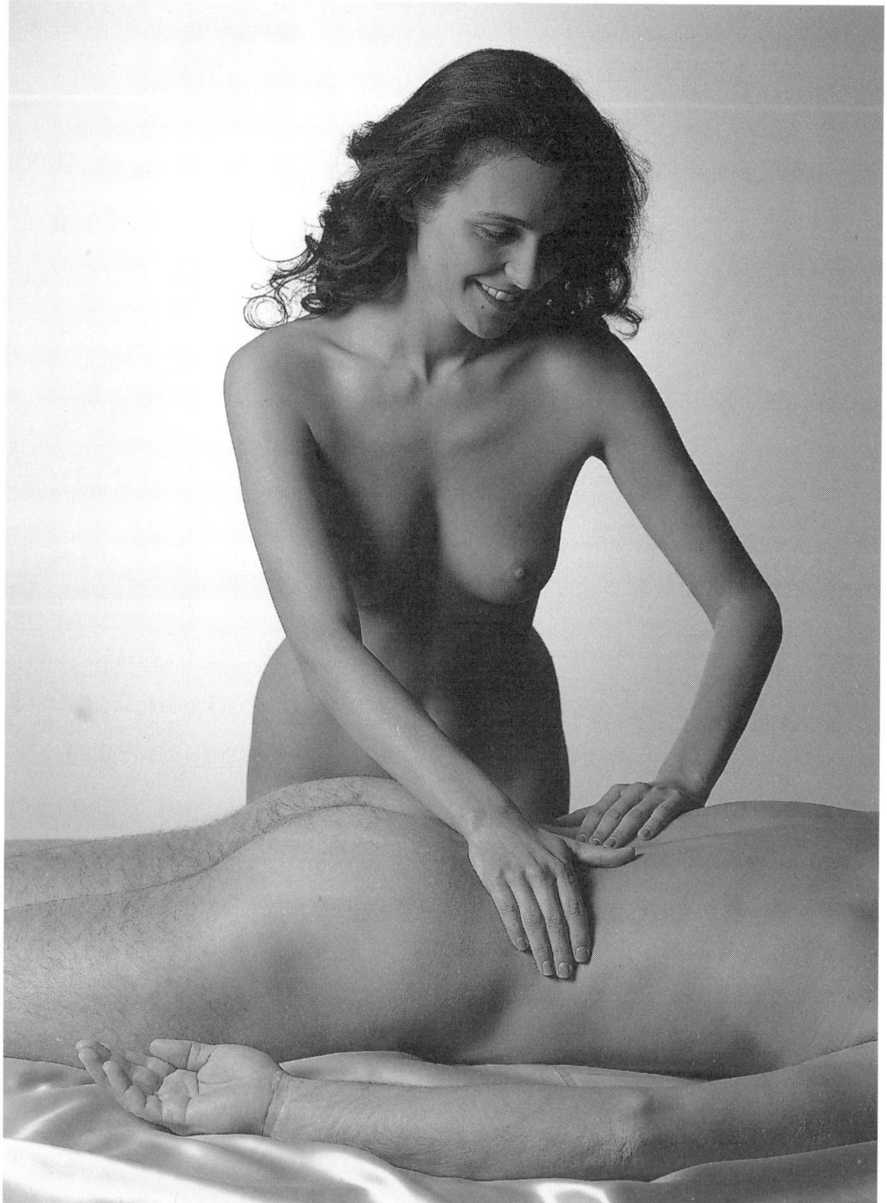

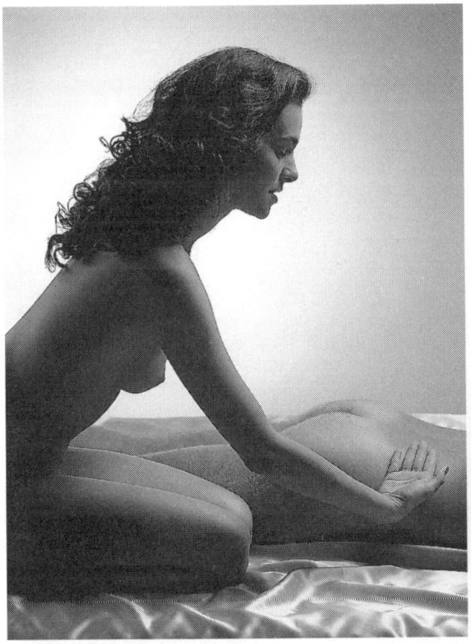
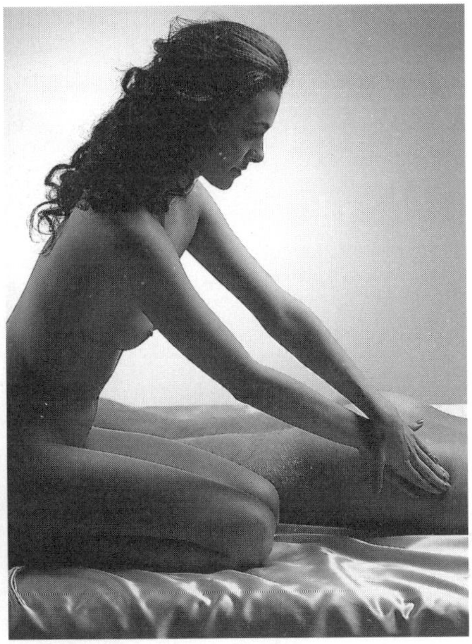

Votre partenaire peut poser sa tête sur ses bras croisés ou, s'il préfère laisser ses bras le long du corps, tourner la tête à gauche ou à droite et poser son visage directement sur le lit ou au sol.

Les jambes écartées, agenouillez-vous sur les jambes de votre partenaire ou, si vous préférez, restez debout à côté de lui ou d'elle, à hauteur de son dos (voir photo page précedente). Massez l'ensemble de son dos avec une vigueur et une pression marquées, comme si vous vouliez le pousser vers le haut, depuis le coccyx jusqu'aux cervicales, en ouvrant largement vos paumes (voir photo en haut de la page suivante).

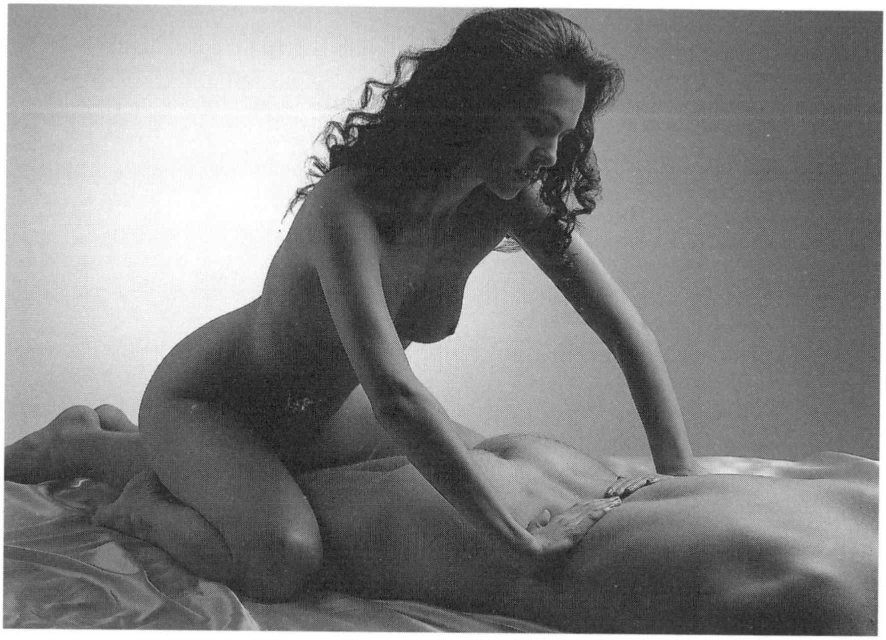

Pour le retour, effleurez avec vos doigts et, surtout, tout en douceur, la « gouttière » creusée de part et d'autre de sa colonne vertébrale (voir photo ci-dessous).

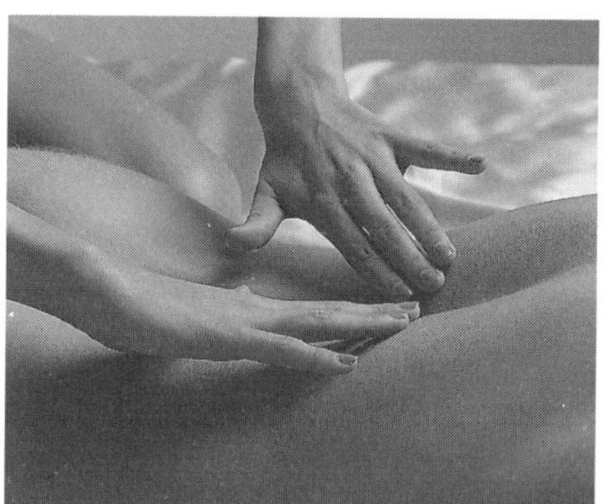

Maintenant, posez vos mains l'une sur l'autre et effleurez en montant sa colonne vertébrale (voir photo de la page suivante). Prenez le temps de bien sentir chaque vertèbre et de la stimuler en exerçant une pression accentuée. Pour l'effleurage descendant, c'est-

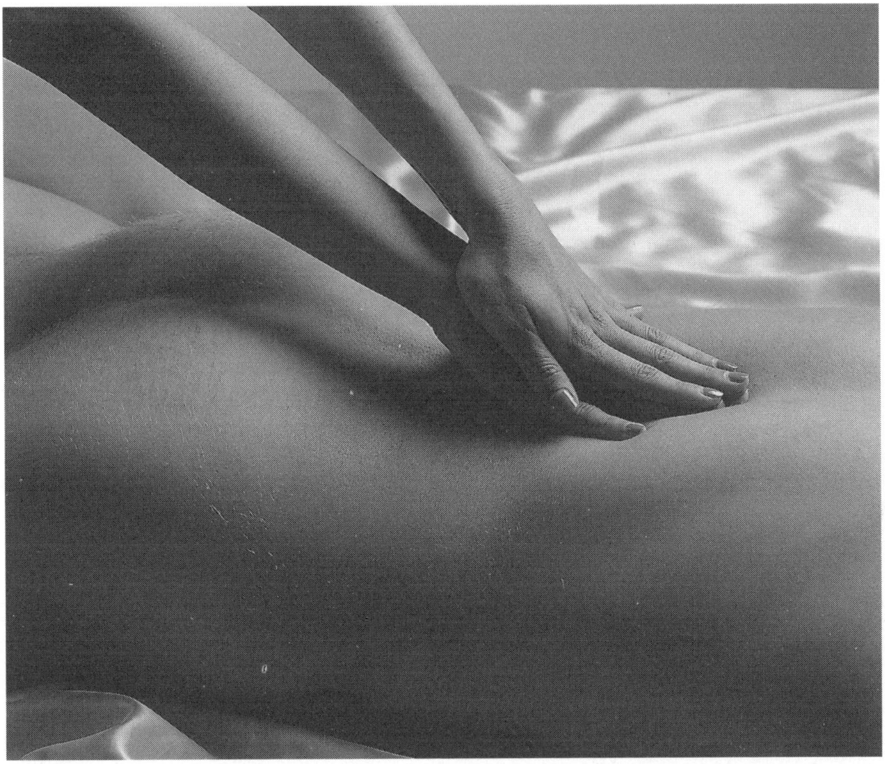

à-dire des cervicales au coccyx, laissez glisser vos mains en ouvrant largement vos paumes. Les longs muscles situés parallèlement à la colonne, le long des gouttières vertébrales, qu'on appelle les spinaux, se relâchent efficacement avec ce massage.

Fléchissez vos mains en arrière d'un mouvement de poignet et massez les omoplates de votre partenaire en décrivant un arc de l'intérieur vers l'extérieur (voir photo en haut de la page suivante).

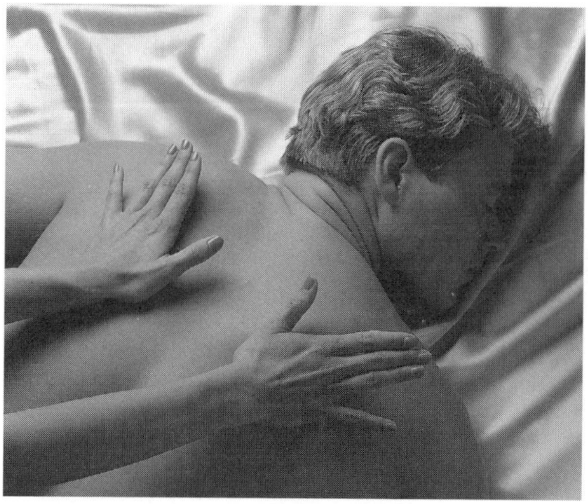

Puis pétrissez les muscles de ses épaules, de sa nuque et de son cou pour lui procurer une agréable détente (voir photo en bas de cette page). Ce type de massage n'est pas seulement apprécié des personnes souffrant de tensions douloureuses dans les épaules et la nuque. Ses bienfaits sont reconnus à l'unanimité ! Effectuez maintenant des mouvements circulaires avec vos paumes – soit l'une sur l'autre (voir photo en bas de la page précédente), soit une sur chaque omoplate. Sentez du bout des doigts les muscles qui entourent les omoplates. À propos des extrémités de vos doigts : sachez que plus vos ongles seront courts, plus votre partenaire pourra se détendre. Les ongles longs

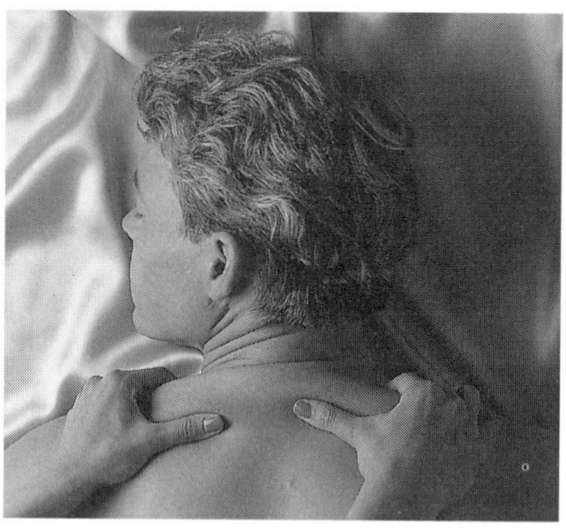

apportent plus de frustration que de plaisir ! Cela vaut également pour l'exercice suivant qui réclame une sensibilité particulière des extrémités des doigts : massez le dos de votre partenaire comme si vous vouliez tracer des vagues dans le sable. Commencez à la nuque et

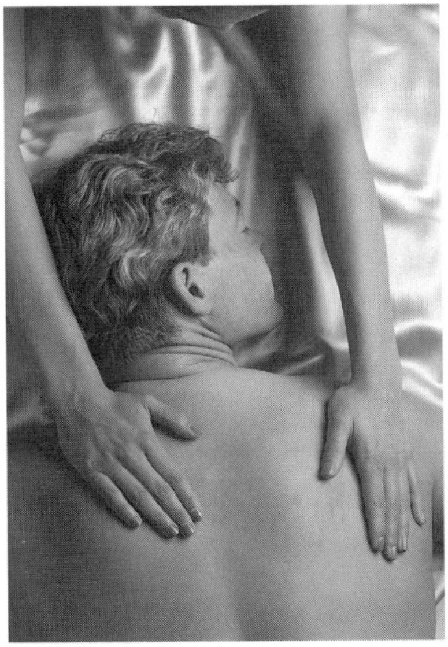 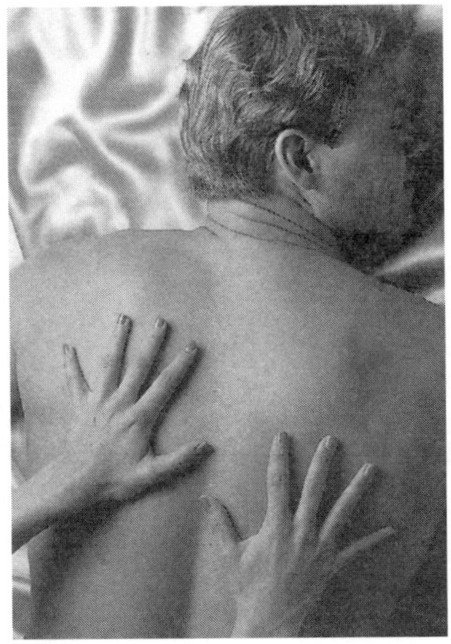

aux épaules et, les doigts légèrement écartés ou collés, dessinez des vagues profondes sur l'ensemble de la surface du dos jusqu'aux fesses en laissant glisser vos mains dans un mouvement ondulant (voir photo à gauche ci-dessus).

Pour remonter des fesses jusqu'à la nuque, vous pouvez palper les vertèbres de votre partenaire l'une après l'autre, comme pour entrer dans l'intimité de sa colonne (voir photo à droite ci-dessus). Demandez-lui au préalable de tourner la tête à gauche ou à droite pour éviter le torticolis.

Le massage suivant réclame que vous changiez de position. Si vous manipulez votre partenaire sur une table de massage, mettez-vous debout derrière sa tête. Si vous le(la) massez par terre ou sur un lit, agenouillez-vous derrière sa tête. Cette posi-

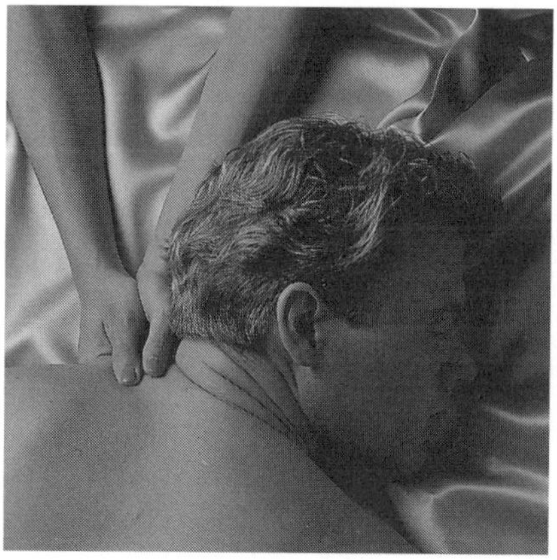

tion vous permet d'investir toute votre énergie pour pétrir vigoureusement, avec les deux mains du même côté, les muscles situés entre la nuque et les épaules qu'on appelle les trapèzes (voir photo ci-contre). Puis agenouillez-vous sur les jambes de votre partenaire pour masser en même temps les deux côtés (voir photo ci-dessous). Les tensions les plus douloureuses siégeant généralement dans cette zone, demandez à votre partenaire si vous pouvez répéter ce type de massage. Plus vous le prolongerez, mieux il(elle) se sentira.

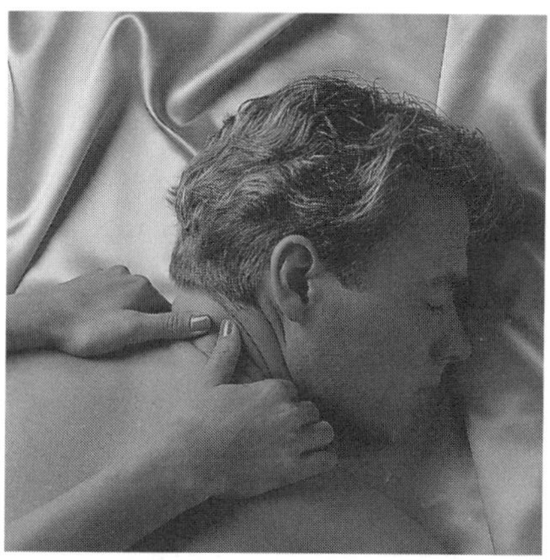

Maintenant, effleurez l'ensemble de son dos, de la nuque aux fessiers, puis des fessiers à la nuque, aussi loin que vos bras et votre mobilité vous le permettent. Cet effleurage aux gestes amples et fluides vous détendra énormément, vous aussi.

Enfin, comme après chaque massage, laissez vos paumes bien chaudes appliquées quelques secondes sur le dos de votre partenaire (voir photo de la page ci-contre) pour permettre l'échange des énergies.

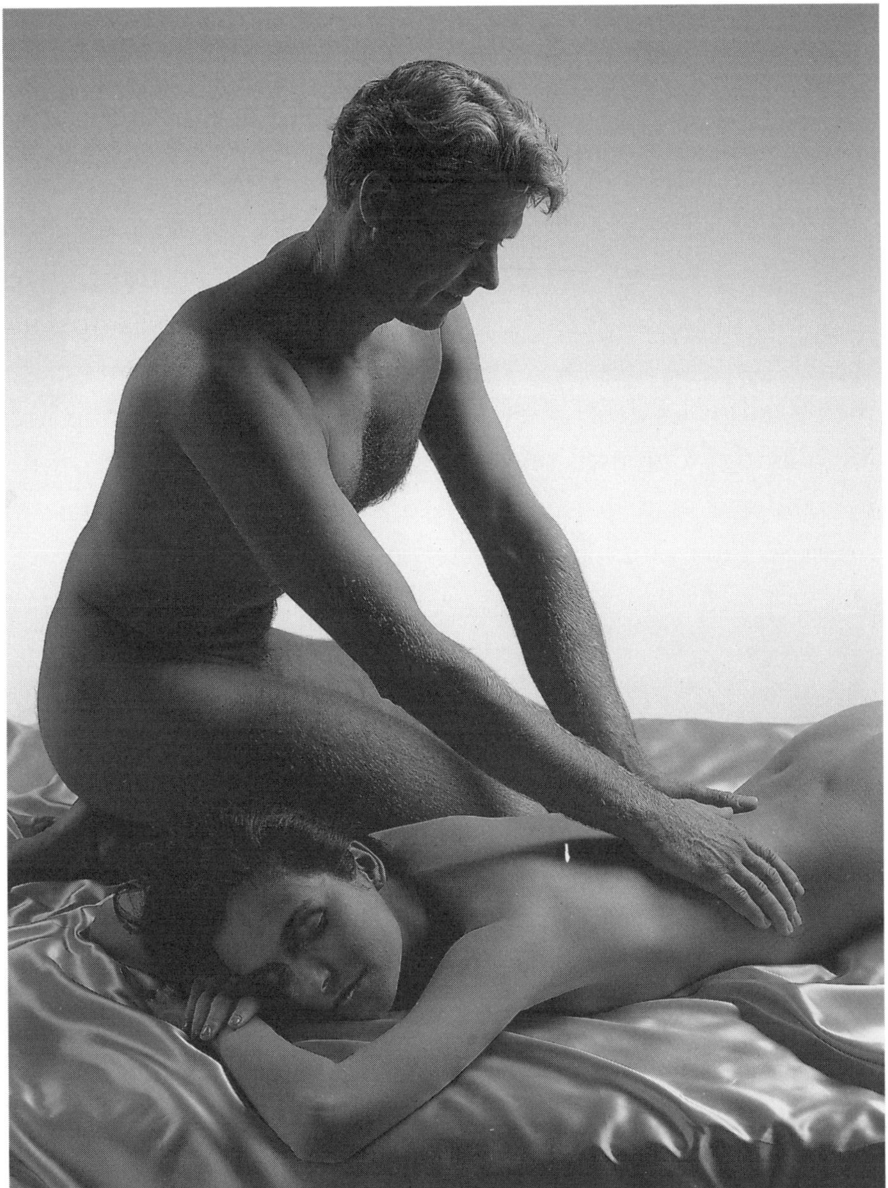

Le massage : but en soi ou prélude à l'amour ?

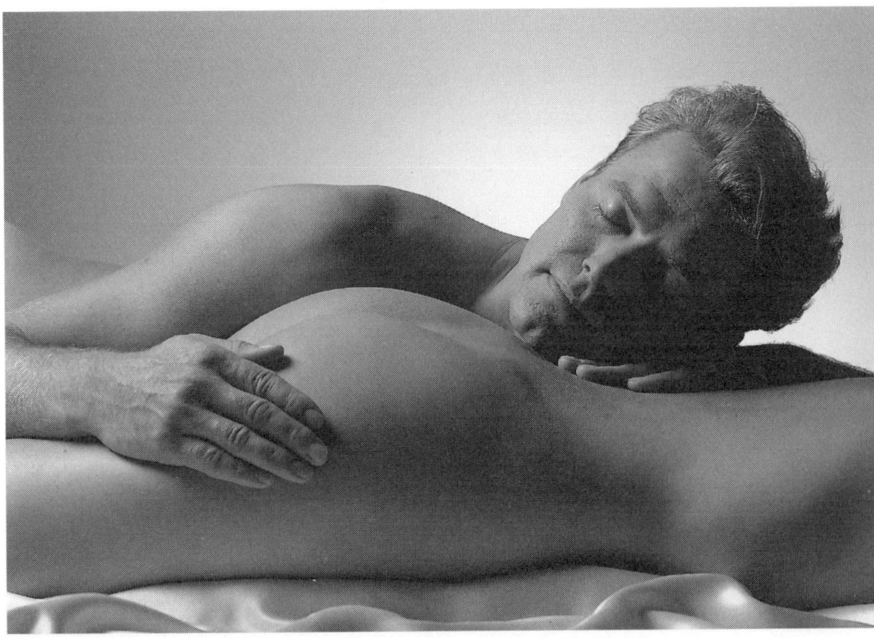

Comme je l'ai montré dans ce livre, le massage d'amour n'obéit à aucune règle fixe et ne comporte aucun geste préétabli à respecter absolument. Les « trucs » incontournables, qui marchent à tous les coups, n'existent pas. Car le massage d'amour réclame avant tout de se mettre au diapason de son(sa) partenaire, de développer une bonne réceptivité à son état physique et psychique du moment, de s'adapter à ses forces et à ses faiblesses, de répondre à ses besoins. De se mettre dans la peau de l'autre en mettant ses propres sens en éveil – ses cinq sens, bien sûr, et pourquoi pas un sixième sens ? Le massage d'amour, c'est avoir du doigté et de la sensibilité, c'est vouloir procurer à l'être que l'on chérit du bien-être, de la détente, du plaisir et, pourquoi pas, lui donner l'envie d'aller plus loin. Mais le massage d'amour répond d'abord à la

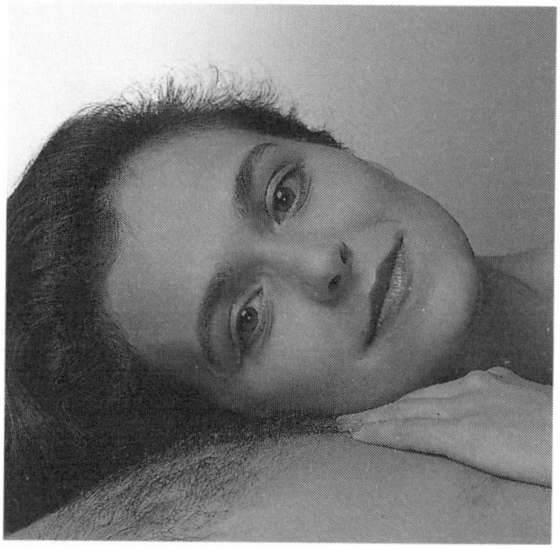

nécessité d'effacer les traces d'une journée de travail et de stress, d'éliminer les contrariétés, les colères et les frustrations sur le visage et le corps de son(sa) partenaire. De lui redonner l'envie, l'envie de profiter de la vie, l'envie de se relaxer, l'envie d'être en pleine forme, l'envie d'éprouver du plaisir. Car le massage tendre et aimant donne la liberté. La liberté de ressentir, de laisser libre cours à ses émotions et ses sentiments, de se couper d'un mental qui raisonne et rationalise, de s'abandonner aux sensations du

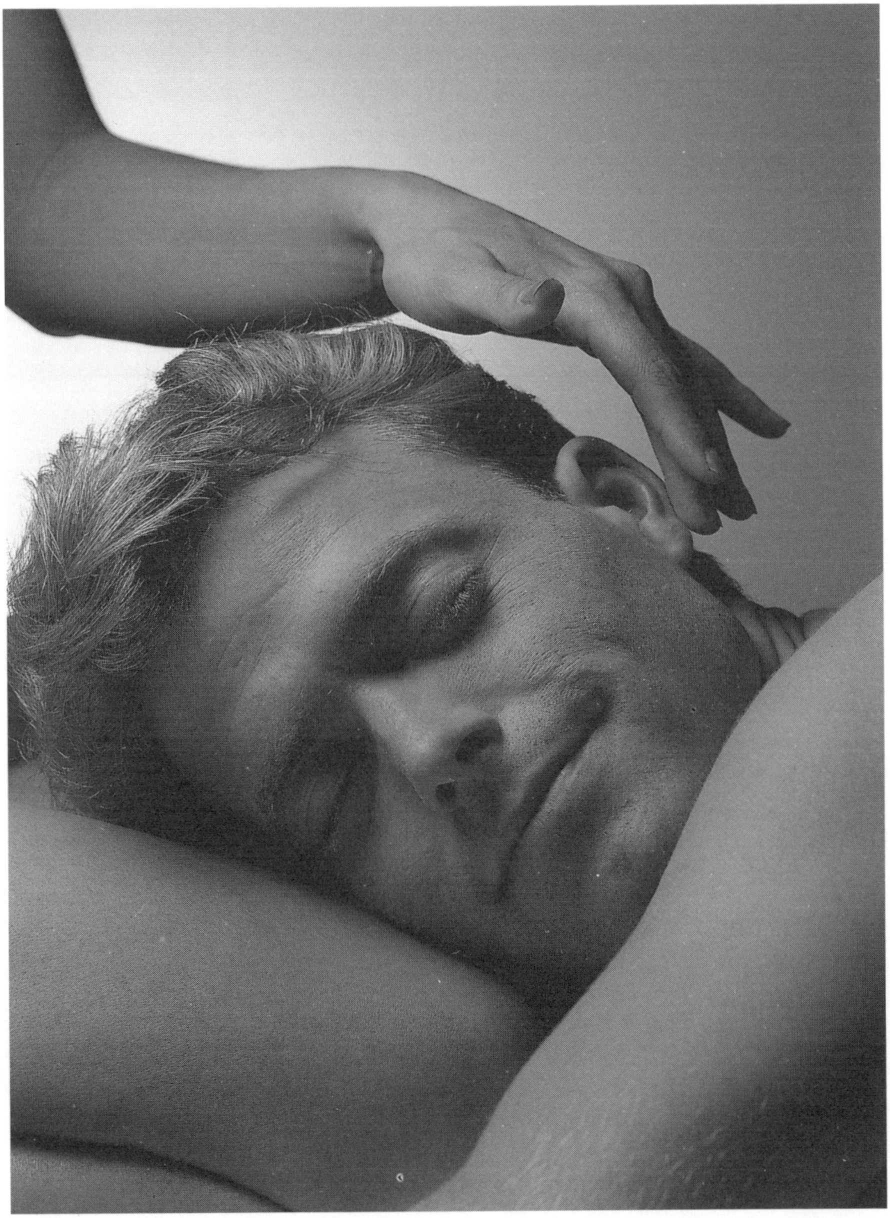

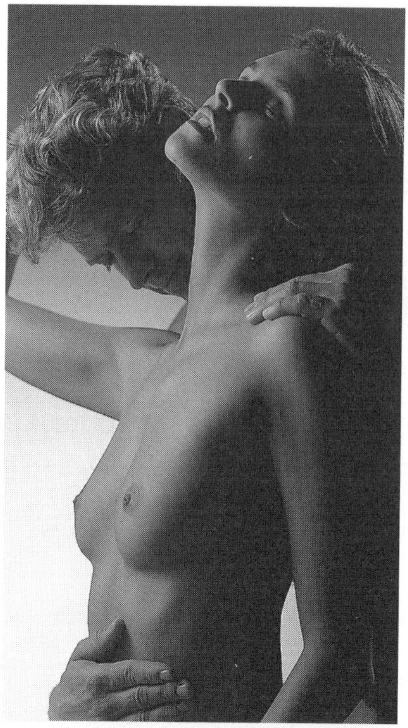

corps et, surtout, la liberté de se défaire des tabous sexuels, des vieux rôles clichés, des schémas de comportement conventionnels, des habitudes routinières et monotones. La liberté aussi de parler à son(sa) partenaire de ses propres besoins et désirs, de lui dire où et comment on préfère être caressé(e), les gestes qui sont particulièrement agréables et ceux qu'on apprécie moins.

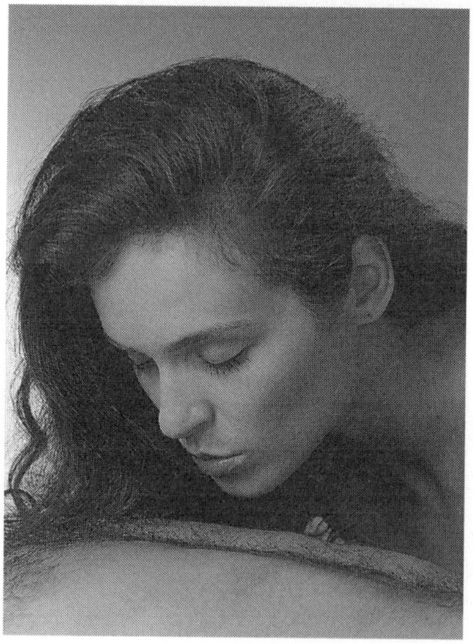

Par conséquent, le massage d'amour crée l'une des situations les plus propices au rapprochement des corps et des cœurs. Les deux partenaires sont d'excellente humeur et se sentent rarement aussi détendus. Le don de soi en toute confiance, d'un côté comme de l'autre, crée une intimité naturelle, spontanée et sans complexe. Vous avez peut-être incité votre partenaire à exprimer son bien-être par des sons ou des mots. Il(elle) sait donc qu'il(elle) n'a pas besoin de se sentir gêné(e) s'il(elle)

gémit de plaisir ou se sent excité(e) sexuellement par vos caresses. Ce n'est pas par hasard que j'ai souligné tout au début de ce livre que les hommes et les femmes seraient beaucoup plus nombreux à se masser s'ils ne redoutaient pas, à tort, de devoir « faire » quelque chose pour remercier leur partenaire d'un aussi bon massage… L'idée, toujours dominante chez beaucoup, selon laquelle « il faut faire l'amour » dès qu'on se rapproche physiquement, autrement dit la tyrannie de la performance sexuelle, leur fait souvent renoncer à des plaisirs essentiels dans la vie, à des délices rien que pour lesquelles la vie vaut la peine d'être vécue ! À savoir la tendresse, le contact de la peau, la proximité et la chaleur. Le massage d'amour n'est pas obligatoirement un prélude à l'acte sexuel, mais il peut l'être… c'est ce qui le rend si magique et si merveilleux…

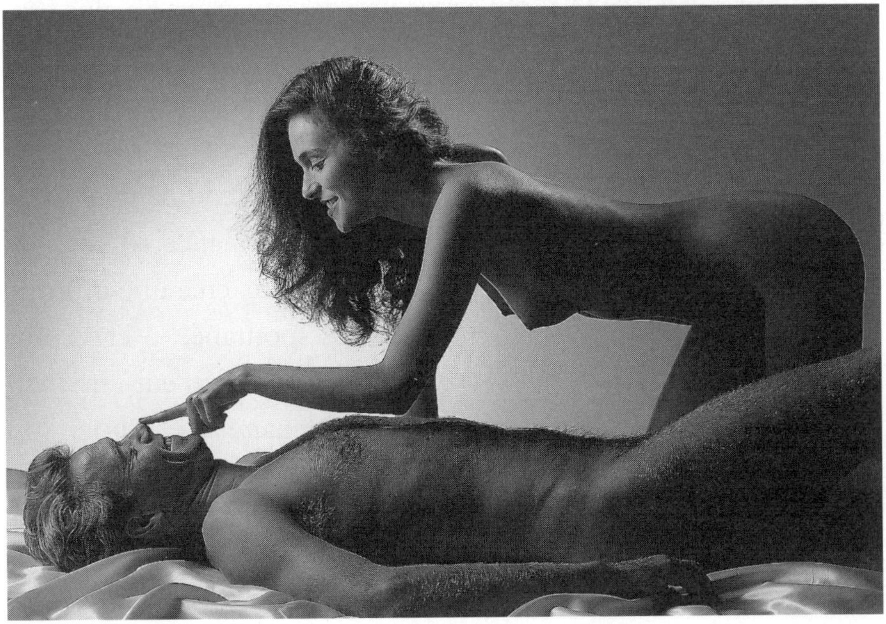

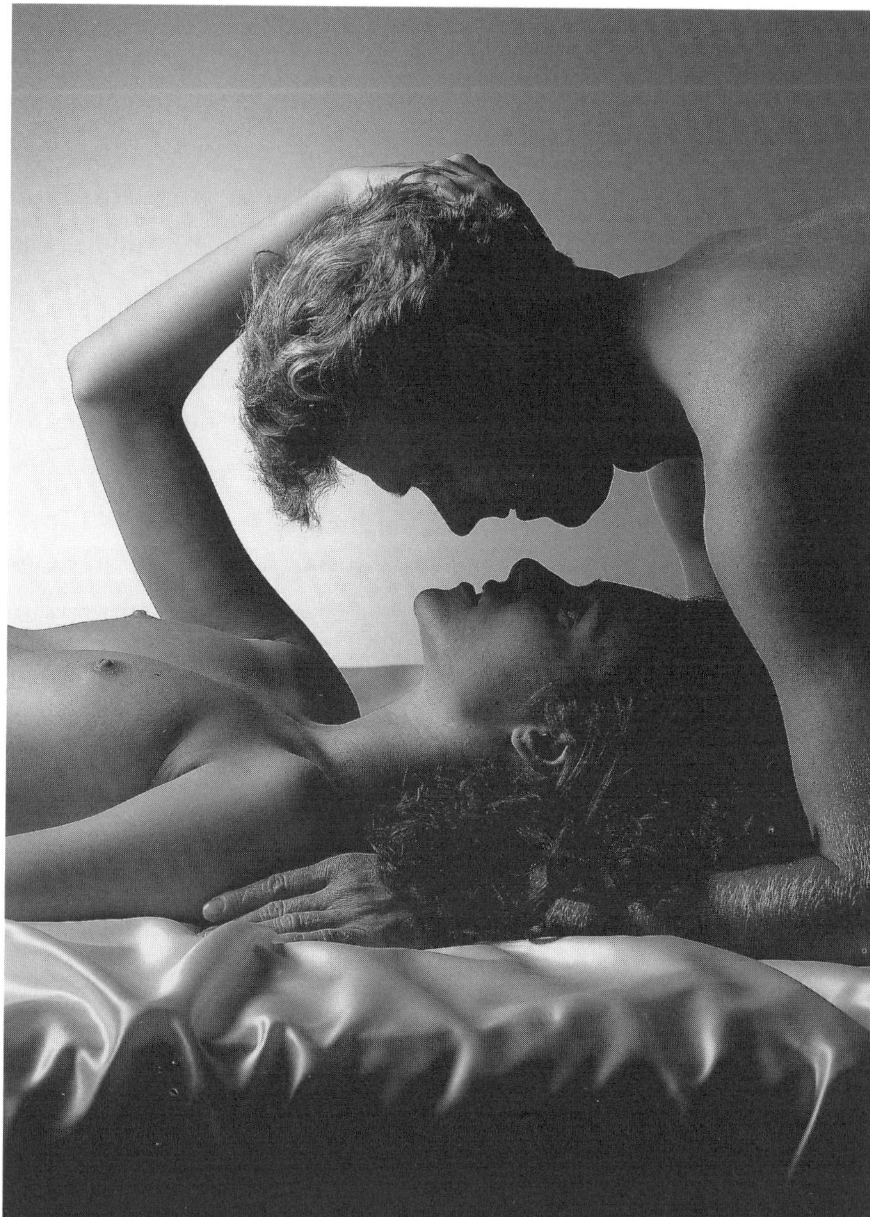

Ce voyage d'exploration au royaume de la sensualité a peut-être éveillé vos sens et attisé votre désir. La « plongée » au cœur de la sensorialité vous donne envie à tous les deux, là, maintenant, de partager un massage érotique dont le seul et unique but est la séduction et l'excitation. Outre vos mains, vous pouvez utiliser vos cheveux, vos lèvres ou votre langue, votre souffle, une plume ou votre corps. L'imagination n'a pas de limites.

Suivre les contours délicieux du corps de votre partenaire ne manquera pas de vous électriser. Avec le bout de vos doigts, effleurez doucement l'ensemble de son corps. N'oubliez surtout pas les mamelons et l'intérieur des cuisses. Quant aux parties génitales, caressez-les aussi avec une délicatesse infinie, car dans le massage d'amour, elles ne constituent pas une « zone interdite », un terrain sur lequel il ne faut pas s'aventurer. Si jusqu'à présent vous avez excité sexuellement votre partenaire, c'était involontairement, dans le cadre des différents massages proposés tout au long de ce livre. Mais maintenant, c'est une excitation délibérée…

Si votre partenaire est parcouru(e) de frissons et si ses poils, même les plus fins, se hérissent sur son corps, cela ne veut pas dire qu'il(elle) a froid, mais qu'il(elle) frissonne de plaisir. Avec tous les pores de sa peau, toutes les fibres de son cœur. Laissez glisser votre langue sur sa peau, tantôt lentement et délicatement, en vous attardant, tantôt rapidement, comme pressé(e) par le désir. Votre partenaire et vous serez peut-être surpris de constater que le corps humain comporte beaucoup plus de zones érogènes que vous l'imaginiez : l'intérieur et les lobes des oreilles, les parties latérales du cou (surtout à la naissance des cheveux), la région des mamelons chez l'homme, l'intérieur des bras, les fesses, les jarrets, la face postérieure des cuisses, les paumes des mains et les espaces interdigitaux, particulièrement réceptifs.

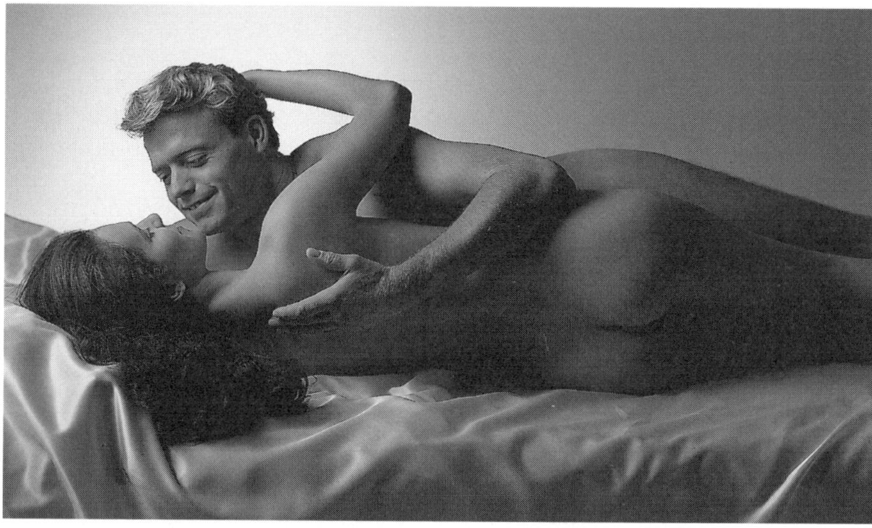

Si vous avez les cheveux longs, vous pouvez donner beaucoup de plaisir à votre partenaire en les laissant glisser le long de son corps ou, par de légers mouvements de tête, en le « fouettant » doucement avec. Vous pouvez aussi faire du « bouche-à-bouche » à l'ensemble de son corps en soufflant délicatement sur chaque centimètre carré de sa peau avec votre haleine chaude. Si vous en avez envie, n'hésitez pas à caresser doucement ses orteils avec votre langue, à leur faire de petits bisous très tendres. Dans le massage érotique, laissez libre cours à toutes les idées qui vous viennent à l'esprit, aussi folles qu'elles puissent vous paraître ! Tout ce qui est susceptible de vous faire plaisir à tous les deux est permis. N'oubliez pas de couvrir le visage de votre partenaire de nombreux petits baisers, de le(la) regarder au fond des yeux et de lui chuchoter à l'oreille quelques mots excitants.

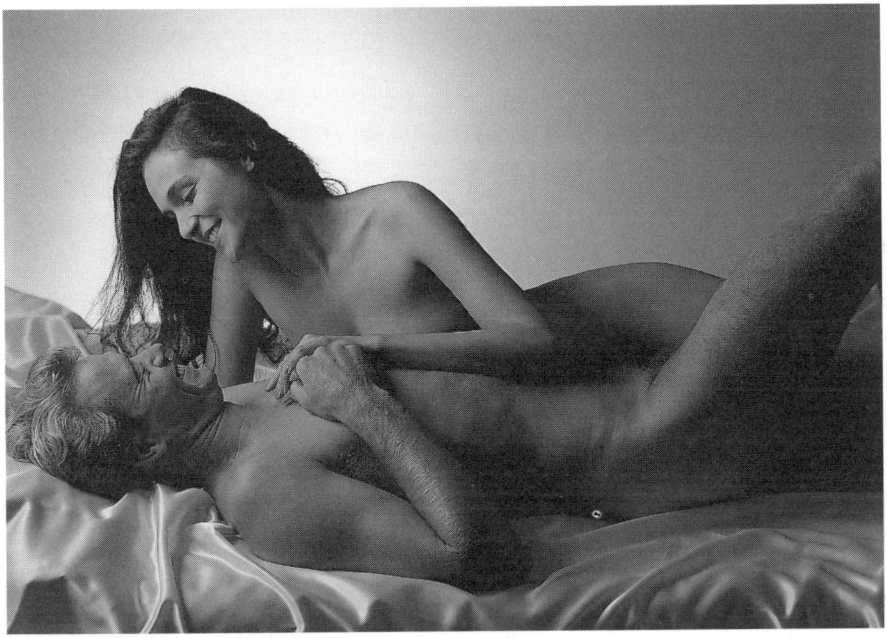

Revenons aux organes sexuels : si, jusqu'à présent, le massage d'amour ne visait pas l'excitation sexuelle, mais un toucher plein de douceur et de sensibilité, vous avez maintenant le droit d'exciter votre partenaire, mais en continuant de le « taquiner » un peu, en lui faisant comprendre que vous avez tout le temps devant vous, que le moment n'est pas encore venu de vous prendre passionnément dans ses bras…

Les organes génitaux ne sont pas une partie isolée du reste du corps, mais appartiennent à un système physique et psychique cohérent. Tout contact physique qu'ils reçoivent suscite des sensations corporelles agréables. Mais une grande partie de l'excitation est d'origine psychique, c'est-à-dire provient des représentations mentales. C'est pourquoi l'on peut dire, aussi surprenant que cela puisse vous paraître, que le cerveau est la principale zone érogène. Votre partenaire et vous décidez avec votre imagination, vos fantasmes, votre « cinéma intégré », de l'intensité avec laquelle vous vous excitez mutuellement.

Si vous avez surtout besoin de partager de la tendresse et si ces massages vous ont procuré tellement de détente et de bien-être que vous n'avez pas envie de rapport sexuel, alors allongez-vous tous les deux l'un à côté de l'autre et enlacez-vous pour clôturer ce formidable voyage au royaume des sens.

Si vous avez envie de faire l'amour, c'est le moment idéal : votre corps est souple et chaud, vous ressentez une intimité extraordinaire avec votre partenaire, vous avez envie l'un de l'autre. Alors profitez-en…

Les moments qui suivent le massage des différentes parties du corps sont faits pour jouer, expérimenter, tester de nouvelles choses, des choses inhabituelles. Comme la vie peut être belle !

Le massage d'amour, la plus belle forme de contact, comble tous les désirs de chaleur et de tendresse de l'être humain. Savourez

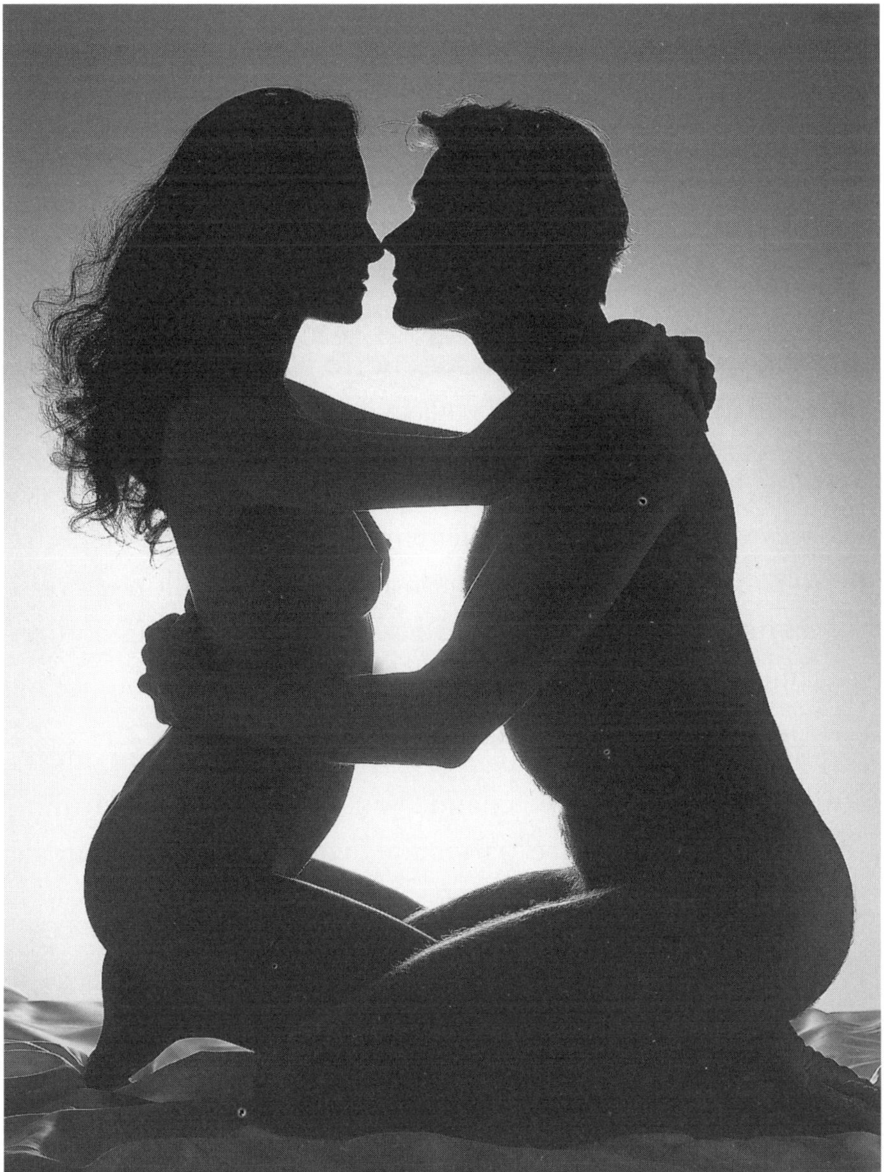

ensemble, aussi souvent que possible, ces caresses délicieuses qui éveillent votre sensibilité, développent votre imagination et votre réceptivité. Des caresses émouvantes, apaisantes ou excitantes qui sont toujours une belle preuve d'amour.

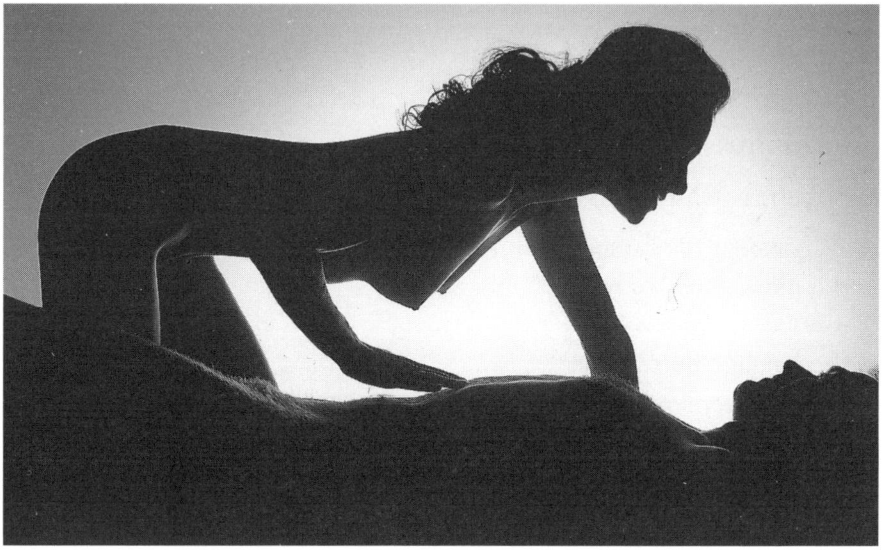

Table des matières

Également aux éditions Leduc.s :

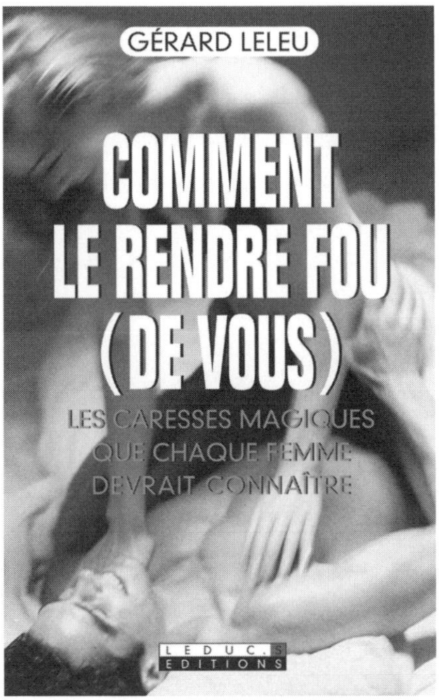

Format : 11 x 17,8 cm – 224 pages
ISBN : 978-2-84899-145-0
Prix : 5,90 €

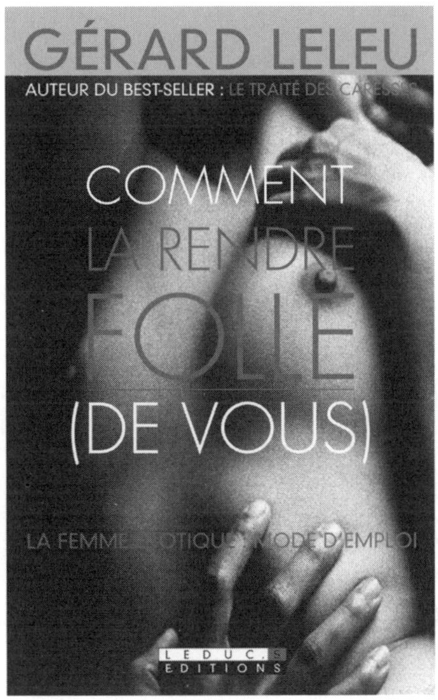

Format : 11 x 17,8 cm – 224 pages
ISBN : 978-2-84899-207-5
Prix : 5,90 €

Pour recevoir notre catalogue, merci de bien vouloir photocopier, recopier ou découper ce questionnaire et nous le retourner complété à :

Éditions Leduc.s
33 rue Linné
75005 Paris

Vous pouvez aussi répondre à ce questionnaire sur Internet :

www.leduc-s.com

NOM : ....

PRÉNOM : ....

ADRESSE : ....

....

CODE POSTAL : ....

VILLE : ....

PAYS : ....

ADRESSE@MAIL : ....

ÂGE : ....

PROFESSION : ....

Titre de l'ouvrage dans lequel est insérée cette page :

Massages d'amour

Lieu d'achat : ....

Avez-vous une suggestion à nous faire ?

....

....

....

....

À .... LE ....

Achevé d'imprimer en janvier 2009
sur les presses de la Nouvelle Imprimerie Laballery
58500 Clamecy
Dépôt légal : janvier 2009
Numéro d'impression : 812149

Imprimé en France

La Nouvelle Imprimerie Laballery est titulaire de la marque Imprim'Vert®